ALAÏA

Aus dem Französischen übertragen von Marietta Piekenbrock.

Autorisierte deutschsprachige Ausgabe des im selben Jahr
und unter gleichem Titel bei Editions Assouline, Paris,
erschienenen Werkes.

Die Deutsche Bibliothek – CIP-Einheitsaufnahme

Alaïa / mit einem Text von François Baudot. – München;
Paris; London : Schirmer/Mosel, 1996
Einheitssacht.: Alaïa ›dt.‹
ISBN 3-88814-816-2
NE: Baudot, François; EST

Titelbild:
Grace Jones in einer Kreation von Alaïa, 1985
Zeichnung von Thierry Perez

Printed in Italy by Artegrafica, Verona
ISBN 3-88814-816-2

ALAÏA

MIT EINEM TEXT VON
FRANÇOIS BAUDOT

SCHIRMER/MOSEL
MÜNCHEN • PARIS • LONDON

»Was je im Laufe der Zeiten geschah, wird wieder Gegenwart, wenn Liebe es berührt.«

Louise de Vilmorin

Klug und klar, typisch für ihren Stil, könnte dieser Satz von Louise de Vilmorin, der erste in ihrem Roman *Madame de .....*, ebensogut für die Mode gelten. Liebe und Mode geben ein gutes Gespann ab. Hat einer von beiden den Faden verloren, hilft der andere, ihn wiederzufinden. Indes gibt es nur wenige unter den Modeschöpfern, die dem Leben der Frauen, die in ihren Kleidern geliebt werden, eine unverkennbar persönliche Note verleihen. In der zweiten Hälfte des Jahrhunderts wird es den Stil von Chanel, den Glanz Christian Diors, die Leidenschaft à la Saint Laurent und das Versprechen Christian Lacroix gegeben haben. Für die meisten verkomplizieren sich danach die Dinge. Außer für eine kleine Gruppe Eingeweihter: die stetig wächst und zwischen allen Neuerscheinungen auf ein Phänomen aufmerksam wird, das den Namen Azzedine Alaïa trägt; gleich einer Zäsur, die ein Vorher von einem Nachher trennt. Alaïa, halb Zauberformel, halb Fanfarenruf. Ein Name, zunächst wie ein flüchtiges Raunen, doch dann in aller Munde. Das »Sesam-öffne-Dich« zu einer anderen Eleganz. Die immer wieder strahlende Schönheit eines Stils, der mehr durch seine Art, ein Kleidungsstück zu tragen, auffällt als durch die Wahl des Kleidungsstücks. Ein Menschen-Modellierer, so wie der mysteriöse Arzt Cornelius, der diabolische Romanheld Gustave le Rouges, kann Azzedine Alaïa aus dem Materialfundus seines Refugiums den Körper einer Frau, wie ein begnadeter

Bildhauer, neu schaffen, die Unebenheiten ausgleichen, die Vorzüge und Eigenheiten herausarbeiten. Die attraktivsten Partien betonen und dabei trotzdem nicht ihr Geheimnis preisgeben. Mit jener Mischung aus Gewalt, Scham und Erotik, die der orientalischen Kreation ihre spezielle Magie verleiht.

Woher kommt Azzedine Alaïa? Wann und wie hat seine Geschichte wirklich begonnen? Den wechselvollen Verlauf ihres unaufhaltsamen Stroms zurückzuverfolgen, ist, als suche man die Nilquellen. Alaïa ist ein Märchen, nur die Kleider sind wahr. Innerhalb der codifizierten Welt der Mode nimmt er einen außergewöhnlichen Platz ein, den nur er behaglich finden kann. Zwischen Haute Couture, die ihren Namen verschweigt, und Prêt-à-porter, die er wie nebenbei produziert. Echter großer Modeschöpfer und einfacher, kleiner Schneider – seine Stellung oszilliert zwischen den besten Häusern der Saville Row und einem Hinterzimmer, wo »Papa an der Maschine sitzt und Mama Nähte säumt«. Zwischen der Eleganz einer endgültig vergangenen Zeit und den Launen junger Mädchen, für die Morgen schon heute ist.

Doch hat Azzedine, seitdem er die Nadel zwischen den Fingern hält, raffinierte Schnitte entwickelt, mit neuen Materialien experimentiert, die weibliche Silhouette revolutioniert. Viele, die ihn nie kannten, sind von ihm beeinflußt worden. Ali Baba und die vierzig Räuber. Azzedine hat mehr als vierzig, die ihm einen beträchtlichen Teil ihres Erfolgs schulden. Sein eigener beschränkt sich darauf, nur das zu tun, wozu er Lust hat. Ohne Rücksicht auf das Diktat der Tages- und Jahreszeiten oder kurzlebiger Aktualität. Daher schafft Azzedine es noch immer mühelos, nach mehr als dreißig Jahren treuem Dienst an der Mode, den sympathischen Anfänger zu mimen. Er wird verhätschelt, gepuscht, protegiert. Ihn aber reizt nur der Beginn: neues Kleid, neue Leidenschaft. Er ist das Gegenteil von denen, die etwas zu Ende bringen. Höchstens Versäuberungsarbeiten. Seine schönsten Entwürfe sind die, die mit zwei Scherenschnitten entstehen. Mit ein paar Nadeln die flüchtige Bewegung, die zweite Haut eines erträumten Körpers in Raum und Zeit bannend.

Azzedine Alaïa, das ist vor allen Dingen eine eigene kleine Welt. Mit ihren festen Gewohnheiten und geheimen Gesetzmäßigkeiten, die sich seit Beginn seiner Lehrjahre wie ein fester Ring um ihn schließen. Am Anfang in irgendeiner Dachkammer, wo sich die Mädchen stapelten – bereits vorwiegend Mannequins. Danach eine Wohnung, in die sich viele berühmte Damen incognito schlichen, um dort, zwischen fünf und sieben, ihren Stamm-Couturier zu betrügen. Heute residiert die Firma Alaïa in einem ganzen Gebäudekomplex. Ein Ort, der an eine alte Gemeindeschule erinnert, an ein Gewächshaus, eine Lagerhalle. An ein Trauner-Bühnenbild für die Filme von Carné, gespickt mit High-Tech-Versatzstücken, die Alaïa aus den New Yorker Lofts mitgebracht hat. Etwa dreitausend Quadratmeter, die als Boutique dienen, als Atelier, Lager, Werkstätten, Rumpelkammer, als *Salle de défilé*, Show-Room, als Schlafsaal, Anproberaum, Kantine und sogar als Schlafzimmer. Man stelle sich eine am Boden liegende Matratze vor, zwischen einer seltenen afrikanischen Skulptur und einem Monumentalgemälde von Julian Schnabel. Zwischen einem Pulloverpacken frisch aus Italien und Zeichenmappen mit losen Photos, Graphiken, Originaldrucken, Gouachen ... Eine erlesene, wertvolle Sammlung zeitgenössischer Kunst, die Azzedine manisch aus dem kreativen Chaos ans Tageslicht fördert. Das Herzstück dieses geschickt parzellierten Ensembles bleibt jedoch das Atelier. Ein langgezogener, verglaster Raum, den einige der berühmtesten und viele der schönsten Frauen der Welt betreten haben. Alaïa wirkt hier noch zierlicher, hinter dem riesigen, wuchtigen Schneidetisch, der gleichzeitig Skizzenbuch, Labor, Kommandozentrale und manchmal sein Bett ist. Wenn er zu später Stunde, mit tiefen Schatten unter den Augen, weil er zuviel zugeschnitten und zu viele Modelle fertiggenäht hat, die am nächsten Morgen aus dem Haus müssen, einschläft, eingerollt wie eine Katze, auf einem Rest Seide. Wahrscheinlich von einem hübschen Kleid träumend, das von seinem Kleiderbügel gleitet und zu einer Prinzessin fliegt. Sie wird sich erkenntlich zeigen und über ihr tapferes Schneiderlein Gold regnen lassen.

Als Sammler alter Kostüme und Kleider einiger großer, von ihm verehrter Modeschöpfer, wie Madeleine Vionnet oder Balenciaga, hat er ihre Geheimnisse zu ergründen gewußt. Er studiert sie, wie andere zur Schule gehen. Über die Stilkunde des Kleidungsstücks weiß Alaïa ungefähr alles. Dieses Wissen, gepaart mit einer jungfräulichen Kreativität, sind die Voraussetzung eines außergewöhnlichen handwerklichen Könnens, das jedem Qualitätsanspruch genügt. Dieses handwerkliche Können, abgestimmt auf die Bedürfnisse unserer Zeitgenossen nach modernen Fertigungstechniken und neuen Materialien, macht den unverwechselbaren Alaïa-Stil aus. Zugleich modern und zeitlos, persönlich und unverbindlich, manchmal bis an die Grenze zur Banalität. Und gerade diese machte, als sie in den achtziger Jahren ihre großen Auftritte hatte, im Handumdrehen ganze Moderichtungen schlagartig unmodern.

Azzedine Alaïa wurde in Tunesien geboren, irgendwann zwischen dem Anfang und dem Ende unseres Jahrhunderts. Das reicht, um aus ihm, wenn nicht einen echten Franzosen, so zumindest einen waschechten Pariser zu machen. Immer bekleidet mit einer chinesischen Jacke, Satin oder Seide – er hat Hunderte davon –, einer dunklen Hose und Samtpantinen. Alles an ihm ist schwarz: sein verschlagener Blick, sein gelocktes Haar, sein jeden Tag, den Gott werden läßt, gleicher Aufzug. Alles, nur nicht seine Kinderseele, die an Kleinigkeiten Vergnügen findet, die von einer Idee zur nächsten springt und sich für alles interessiert.

Schon von klein auf, in Tunesien, war Azzedine Alaïa nicht groß. Aber er hatte einen Traum. Er wußte, daß er eines Tages nach Paris gehen würde. Seine erste Berufung war die Bildhauerei. So schrieb ihn seine Großmutter, bei der er aufgewachsen war, an der Kunstakademie ein. Dank ihrer Initiative begann sein Leben als Künstler. Die Kunstgeschichte würde vielleicht sogar heute einen Bildhauer mehr zählen. Wäre da nicht die gute Madame Pineau gewesen, die Hebamme des Viertels. Madame Pineau begnügte sich nicht damit, die Nabelschnur der Neugeborenen zu durchtrennen. Sie hatte auch eine Leidenschaft für Modejournale, die sie in ihrem Hebammenkoffer aufbewahrte. Azzedine assistierte ihr. Machte das Wasser heiß. Brachte die Handtücher.

Die Geburten faszinierten ihn, machten ihm angst. Er war sehr jung und lernte, sich – behutsam – um den Körper der Frau zu kümmern und ihn zu respektieren. Ihr Wissen, ihre Anziehung, ihre Kraft haben ihn allmählich die Überzeugung gewinnen lassen, daß sein Platz immer an ihrer Seite sein würde. Zwischen zwei Entbindungen, interpunktiert von den Schreien der Kinder, vertiefte sich der Hebammenschüler und Eleve der Bildhauerei in die Pariser Journale. Bewunderte die schönen Kleider. Diese »femmes-femmes«, so anders als die, die er täglich sah. Sie haben über seine wahre Berufung entschieden. Erlöst davon, ihnen Statuen zu errichten, würde er sie modellieren, aber nicht in Marmor, sondern in lebendigem Stoff.

Als sein Großvater ihm endlich erlaubt, nach Paris zu gehen, stellt sich Azzedine Alaïa bei Christian Dior vor, wo er fünf Tage bleibt. Der Algerienkrieg beginnt. Ein junger Araber wirkt da nur noch wenig vertrauenerweckend. Ohnehin ist die Clientel Diors nicht die, die er zu bedienen beabsichtigt. Es ist die Protektion der schönen Simone Zehrfuss, die Gattin des berühmten Architekten Bernard Zehrfuss, die ihn mit einer realitätsnäheren Eleganz vertraut machen wird. Nach der zweiten Saison bei dem Modeschöpfer Guy Laroche läßt er sich vorübergehend nieder im Haus der Comtesse de Blégiers, Avenue Victor Hugo, im vornehmen XVI. Arrondissement der Hauptstadt. Er hütet ihre Kinder. Hilft in der Küche. In der verbleibenden Zeit entwirft er seine ersten Kleider. In diesem Kokon ist er vollkommen glücklich. Um so mehr, da er dank dieser Kontakte allmählich so außergewöhnliche Frauen trifft, bewundert und anzieht wie Louise de Vilmorin, Greta Garbo, Cécile de Rothschild oder Arletty.

Bis an ihr Lebensende blieb die Schauspielerin seine Freundin und Vertraute. Frühzeitig erblindet, aber noch immer genauso temperamentvoll und stilbewußt, verkörperte Arletty für den Modemacher ein absolutes Modell, eine Gestalt. Sie hätte es »einen verdammten Typus« genannt. Er sah in ihr die echte Pariserin. Das Mädchen aus dem Volk, das die weibliche Prominenz in den Schatten stellte. Die Bohème- und Lehrjahre gehen für Alaïa zu Ende, als er in die Rue de Bellechasse übersiedelt, in die vier Räume einer bescheidenen Beletage. Dort wird er mehrere Jahre mit ein paar Angestellten in mühsamer Arbeit Maßanfertigungen machen für eine vornehme und distinguierte Clientel, die durch Mund-zu-Mund-Propaganda stetig wächst. Klassischerweise wagt ihr verwegener Lieferant mit seinen verrückten Ideen ein paar Experimente. Er zeigt Figur. Besonders Hüften und Gesäß. Er kreiert das lachende Hinterteil, für Alaïa die wichtigste Partie des weiblichen Körpers. Auf jeden Fall jene Partie, die die männliche Phantasie am stärksten inspiriert.

Enthüller von Schönheiten, die sich oftmals hinter dem stillen Antlitz nobler Schüchternheit verstecken. Entdecker so vieler Frauen, die sich falsch wahrnehmen, beeindruckt Azzedine Alaïa darin, auch an einem sechzehnjährigen Mädchen die körperlichen Reize zu erkennen, die aus ihm ein erfolgreiches Mannequin, einen Star, eine Persönlichkeit machen. Naomi Campbell, das erste farbige Top-Model auf den Titelseiten renommierter internationaler Magazine, bleibt, neben vielen anderen, seine faszinierendste Entdeckung. Er zieht sie an. Er zieht sie sogar aus. Mit eben dem gleichen Know-how, das ihm ermöglicht, Bettina anzuziehen, das Star-Mannequin der fünfziger Jahre. Niemals war sie hinreißender als in dem enganliegenden Strick, in den Kostümchen aus gewalkter Wolle – Alaïa-Kreationen der neunziger Jahre.

Der Alchemist Azzedine arbeitete sich in die Mode ein und gleichzeitig in die Materialien. Der Stoff, der fließt, zwischen seinen Fingern rollt, seinen Wünschen nachgibt, ist oft eine völlig neuartige Faser – das war mit Lycra der Fall, und Viskose, einem fast schon vergessenen Stoff. Schlauchkleider aus Stretch, hautenge Bodies und Overknees sind im Straßenbild heute normal. Er wird als Erfinder des tragbaren »Sexy« gelten. Darüber hinaus interessiert er sich genauso für die Techniken der industriellen Textilverarbeitung wie für die des schrägen Schnitts oder geraden Fadenlaufs.

Einige Moderedakteurinnen, sensible Stylisten, treue Freunde wie der Modeschöpfer Thierry Mugler und die Power, die die Mode auf das Ende der siebziger Jahre ausübt, sind es, die den kleinen

Schneider überreden, endlich seinen Kokon zu verlassen. 1979 kreiert Azzedine Alaïa für Fourrures de la Madeleine einen Regenmantel und ein Kostüm, beides Konfektionsware. Scheue Anfänge, die allerdings sofort von *Elle* registriert werden. Die Zeitschrift photographiert sie. Andere folgen.

1980 erscheinen die ersten Alaïa-Kollektionen. Der Modeschöpfer präsentiert sie in seiner Wohnung, ohne Einladung, ohne Musik und ohne jede Genehmigung. Man streitet sich um den letzten Küchenhocker. Das Make-up wird im Badezimmer aufgelegt. Umkleidekabine ist das Schlafzimmer. *Tout Paris* will dabeisein. Viele, die nicht dazugehören, werden sich rühmen, als erste das achte Weltwunder entdeckt zu haben. Das Gerücht ist in Paris die hochentwickeltste Art des arabischen Telephons. Eine Kommunikationsform, die Azzedine so genau beherrscht, daß sie ihm stets jede Werbung erspart.

Wider Willen subsumiert unter der Bewegung, die die Presse in den achtziger Jahren »les jeunes créateurs« taufte – doch die Jugend ist ein Fehler, den man täglich korrigiert –, stellt sich Azzedine Alaïa, nach kontinuierlicher Rückendeckung durch einige Journalisten: Michel Cressole (*Libération*), Nicole Crassat, Melka Treanton (*Elle*), dank eines Angebots von Maïmé Arnodin und Denise Fayolle einer breiteren Öffentlichkeit vor. Die beiden großen Mode-Auguren, Berater der französischen Textilindustrie, bitten ihn, für einen eher populären Versandkatalog (*Les 3 Suisses*) einen netten, preiswerten Rock zu entwerfen. An den Wänden von Paris und hinten auf Autobussen bringt der großformatige, in seinen Alaïa-Rock gegossene Popo die Männerwelt zum Träumen. Zu einem anderen großen Versandhandel (*La Redoute*) gewechselt, werden die kühnen Katalogkundinnen 1995 das Experiment mit einem von Azzedine Alaïa kreierten Kleid wiederholen, das sich auf einer Werbefläche von 4 x 3 Metern ankündigt: neben einer barocken Schönheit der kleine lächelnde Kobold mit seinem Markenzeichen, der schwarzen Jacke. Parallel zu seinen populären Erfolgen kultiviert Azzedine Alaïa einen Kreis exklusiver Privatkunden. Wie Tina Turner, Madonna, fast alle berühmten Mannequins, viele Kinostars, die, wenn sie Zuspruch brauchen oder mehr, diskret einen Nachmittag mit Azzedine verbringen. Die hübsche Stephanie Seymour hat es sogar vorgezogen, ihre Märchenhochzeit statt in den Salons des Ritz unter dem erleuchteten Glasdach des Hauses Alaïa zu feiern. Doch erst an einem sehr schönen Tag im Jahre 1985 nimmt die breite Öffentlichkeit den Namen Azzedine Alaïa wirklich zur Kenntnis. Aus Anlaß der Verleihung der Mode-Oscars in der Pariser Oper. Eine Live-Übertragung des französischen Fernsehens, in Anwesenheit der Gattin des Staatspräsidenten,»Madame François Mitterand«, von der man bei dieser Gelegenheit erfährt, daß sie eine heimliche, aber langjährige Stammkundin des Hauses Alaïa ist. Azzedine, der Außenseiter, das häßliche Entlein aus Andersens Märchen, sieht sich, zu seiner größten Verwunderung, zwei Oscars entgegennehmen, die seine gesamte Karriere krönen sollen. Eine Karriere, von der er selbst den Eindruck hat, daß sie noch in den Kinderschuhen steckt. Will er denn nie erwachsen werden?

Insgesamt in neutralen Farben gehalten – Schwarz, Beige, Blau, Taupe, zarte Pastelltöne oder gebrochenes Weiß ... –, verzichtet Azzedine Alaïa bei seinen Kreationen auf jede Art von Schmuck: so wenig Accessoires wie nötig, ein Kleidungsstück scheut Detail und Anekdote, die alten Feinde der Eleganz. Kein Weihnachtsbaum, kein Sozialkitsch, die Aussparung betont hier den Reiz der Figur. Ihr Schöpfer hat sie feminin gewollt, nicht vordergründig sexy. Auch mit seinem legendären Body, den er seit Beginn der achtziger

Jahre mehrfach wiederaufgriff und variierte und dessen Mode von abertausend Frauen mitgemacht wurde, hat Azzedine Alaïa den weiblichen Körper buchstäblich verklärt. Der Stretch wird am Ende dieses Jahrhunderts für Alaïa das gewesen sein, was für Chanel in ihren Anfangsjahren der Jersey war: eine sanfte, aber endgültige Revolution. Stretch, das jedes Darunter praktisch unmöglich macht und das Eigengewicht des Kleidungsstücks auf ein Minimum reduziert, stellt die Figur in den Vordergrund, es paßt sich Form und Bewegung an und gibt dem Körper eine neue Kontur – Linien, die vollkommen mit den Sensibilitäten unserer Zeit übereinstimmen.

Klassischerweise wird ein Kleid in erster Linie an den Schultern und ein Rock in der Taille gehalten – man spricht vorzugsweise vom Fall eines Stoffs, eines Kleidungsstücks. Der allerdings variiert von Fall zu Fall je nach der Qualität von Künstler und Modell. Durch die von Alaïa verwendete Technik – man denke an das Kleid mit elastischen Bändern – dehnt sich das Kleidungsstück wie Gummi. Es begleitet Geste und Gang, die geringste Biegung des Körpers. Um stets wieder in seine ursprüngliche Form zurückzukehren. In diesem Sinne verwirklicht die Frau, als lebende, sich frei bewegende Skulptur, die Synthese aus Bildhauerei und Mode, den zwei Berufungen des kleinen Azzedine. Das Kunstwerk Körper immer im Hinterkopf, aber nicht mehr akademisch definiert, sondern ganz und gar feminin, setzte Alaïa in jüngster Zeit zu einer wahren Ehrenrettung des Miederleibchens an. Eine Konstruktion, dessen Form er modernisiert und neu gestaltet, um die Brust zu betonen, ja sogar optisch zu vergrößern. Die Beobachtung, daß die moderne Frau, um ein erfülltes Leben zu führen, einen beträchtlichen Teil ihrer Zeit im Sitzen verbringt, im Büro, im Theater, bei Tisch oder im Auto, veranlaßte den Modeschöpfer, der sichtbarsten Hälfte ihre Bedeutung zurückzugeben. Ein schön

inszeniertes Decolleté hat immer den doppelten Vorzug, den Busen der Frau und die seelische Verfassung des Mannes zu heben.
Aber eigentlich beschäftigt sich der Couturier viel weniger mit Mode als mit Dingen, die andere interessieren. Sein Instinkt ersetzt ihm jedes Marketing. Alaïas Triebfedern sind Liebe, Beobachtung, Neugierde. Ein Kleidungsstück ist für ihn manchmal nur Vorwand, um Menschen zu begegnen: in erster Linie Damen aus der Gesellschaft und hübschen Mädchen und dann all jenen – verführerische Männer, verführte Männer –, die ihnen nachlaufen. Darunter Maler, Schriftsteller und Schauspieler, die früher oder später Azzedine Alaïa samt Haus wie ein Objekt ihrer Begierde in Beschlag genommen haben. Fixsterne in der sich ständig wandelnden Welt der Verführung. So entwickelte der New Yorker Künstler Julian Schnabel, der gezwungenermaßen den Anproben seiner zahlreichen Frauen beiwohnte, eine so enge Freundschaft mit Alaïa, daß er Ende der achtziger Jahre dessen New Yorker Boutique ausstattete. Später trug er wesentlich zur Gestaltung des künstlerisch-kommerziellen Universums in der Rue de Moussy bei. In der Modebranche sicherlich der einzige Raum, der ganz (und gratis) von einem bedeutenden zeitgenössischen Künstler entworfen wurde. Im Ladenatelier, zwischen zwei von Schnabel gestalteten Kleiderständern, dem Pfahl einer afrikanischen Hütte, ein paar Kleidern (immerhin!) und Handtaschen, thront der monumentale Bronze-Abguß einer überdimensionierten Brust, ein Werk des Bildhauers César, ein weiterer prominenter Freund des Hauses. Einige Art Déco-Stühle, Masken von der Elfenbeinküste, ein Tisch von Jean Prouvé und eine Lampe von Fortuny.

Lange Zeit machte Alaïa die blutjunge Farida, wie er an den Ufern des Mittelmeers geboren, mit ihrer wilden Schönheit, ihrem idealen Körper nicht nur zur Ikone seiner Kreationen –, mehr als zehn Jahre hat er die Herzstücke seiner Kollektionen an ihrem

Körper entwickelt – sondern auch zur intimen Vertrauten seiner Arbeit. In der Mode würde man von Muse sprechen. Er selbst präzisiert: eine Freundin. Sie machte Azzedine mit dem Regisseur und Photographen Jean-Paul Goude bekannt, der, wie der Couturier, intensiv an der anatomischen Nachbildung menschlicher Formen arbeitete, wodurch sich zwischen beiden ein spontanes Einverständnis entwickelte, das seither immer wieder in gemeinsamen Projekten mündet. Videoclips, Werbephotos, nicht zu vergessen das szenische Defilé: *La Marseillaise*, ein Großereignis, mit dem am 14. Juli 1989 die Zweihundertjahrfeiern der Französischen Revolution zu Ende gingen. Dabei bat Goude Alaïa, an einigen der lebenden Bilder, die er inszeniert hatte, mitzuarbeiten. Der Modeschöpfer sah sich in erster Linie mit dem Schnitt der weiten, blauweißroten Tunika betraut, in der, zu Füßen des Obelisken an der Place de la Concorde, die Sängerin Jessye Norman die Nationalhymne anstimmte.

Auch zu einigen wichtigen zeitgenössischen Photographen pflegt Alaïa einen besonderen Kontakt. Wie sie bleibt er ein leidenschaftlicher »Bilder-Macher«. Falls man überhaupt den amerikanischen Begriff des »image-maker« so übersetzen kann. Ein weiteres Beispiel für die besondere Beziehung Alaïas zur modernen Kunst: 1985 organisierte Jean Louis Froment, Direktor des CAPC, Museum für Moderne Kunst Bordeaux, eines der renommiertesten Häuser für europäische Avantgarde, in seinen Ausstellungsräumen eine eintägige Alaïa-Werkschau: Vorführungen, Diskussionen, Defilé mit den Kreationen aus zehn Jahren, ein außergewöhnlicher Moment von Anmut und Schönheit. Eine ganze Stadt, die als eher konservativ verrufen war, identifizierte sich für einen Tag mit einer Mode, die alle Konventionen radikal in Frage stellt. Aus allen vier Himmelsrichtungen waren die schönsten Mannequins angereist, um an diesem Tag vor einer Gruppe auserwählter internationaler Journalisten und kosmopolitischer Fans zu defilieren. Ohne Rücksicht auf saisonale, chronologische oder funktionale Zusammenhänge, in einem Vakuum an Zuordnungsmöglichkeiten, rauschten die Alaïa-Modelle vorüber. Niemals hat man die Lässigkeit, die Üppigkeit und Subtilität seines Könnens besser beobachten können als während dieser lebendigen Retrospektive moderner Eleganz. Ein Werk wie eine lang andauernde Melodie, deren Themen umherwirbeln, sich in Variationen entwickeln, die kommen, gehen und wiederkehren. In leichten, schwingenden Bewegungen den Gang der Zeit mißachtend. Die uralte, ewig junge Kunst der Verführung allen vergänglichen Moden vorziehend. Schön sein, *inch'Allah*.

»Le Touquet«, 1988
Photo: Peter Lindbergh

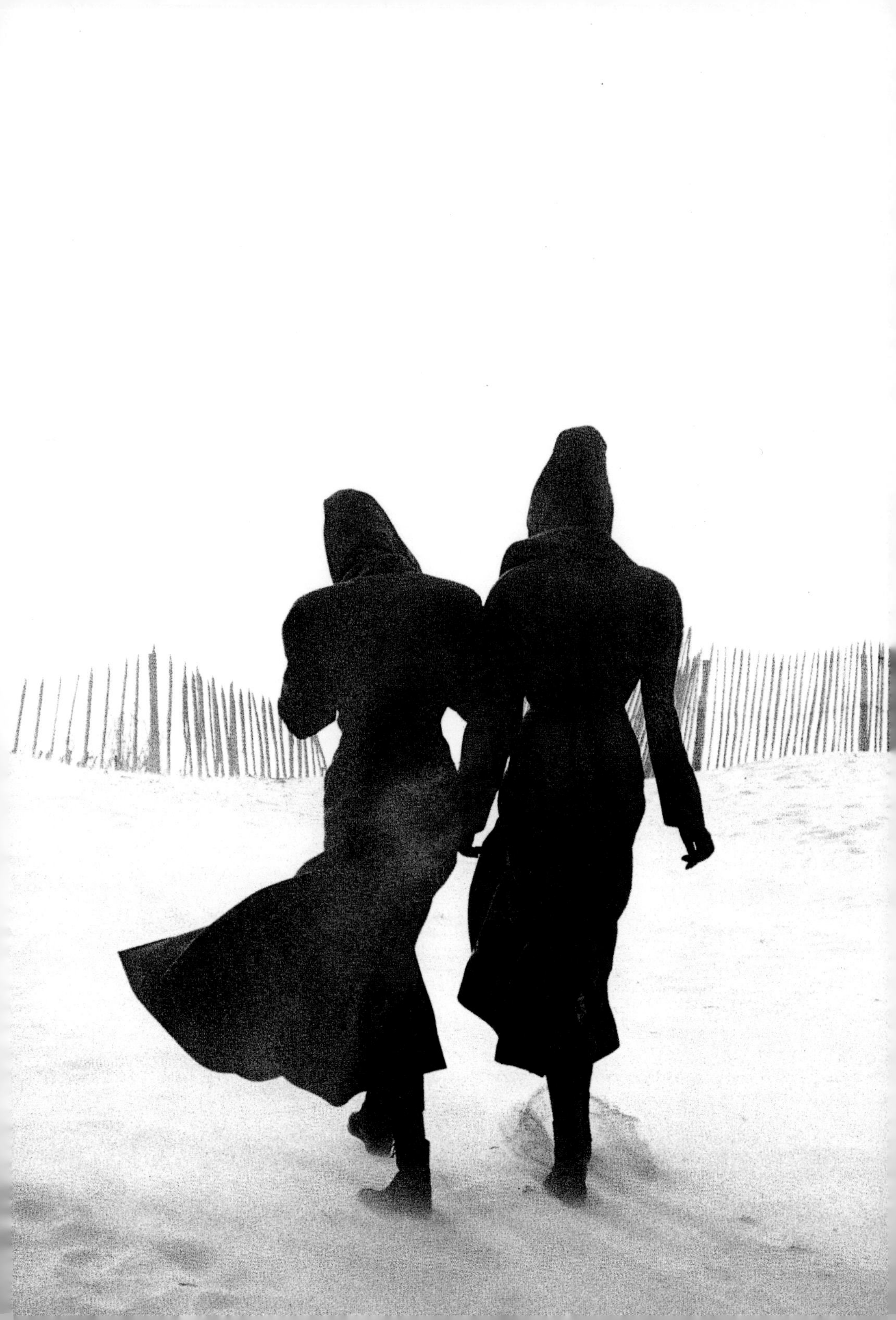

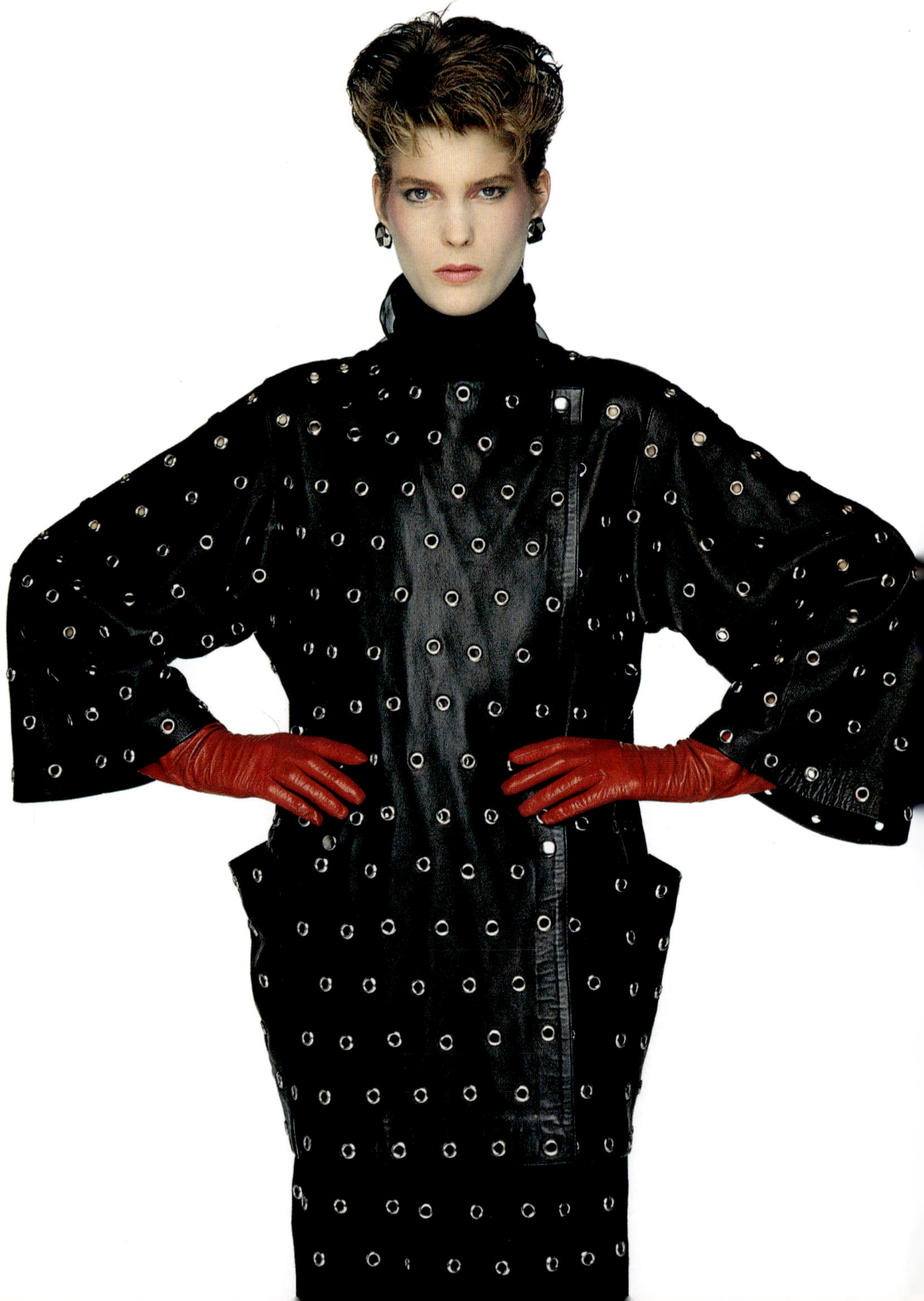

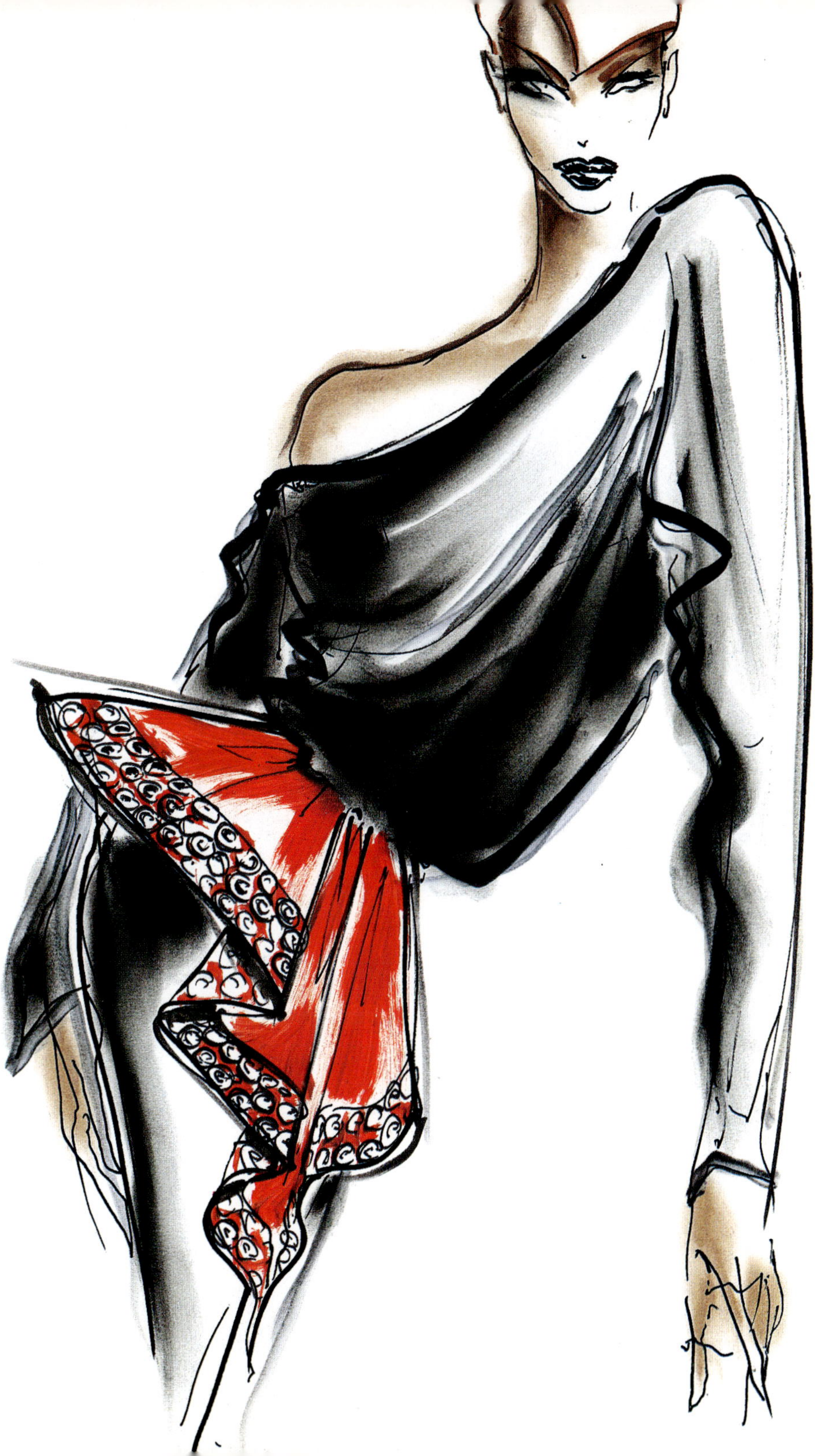

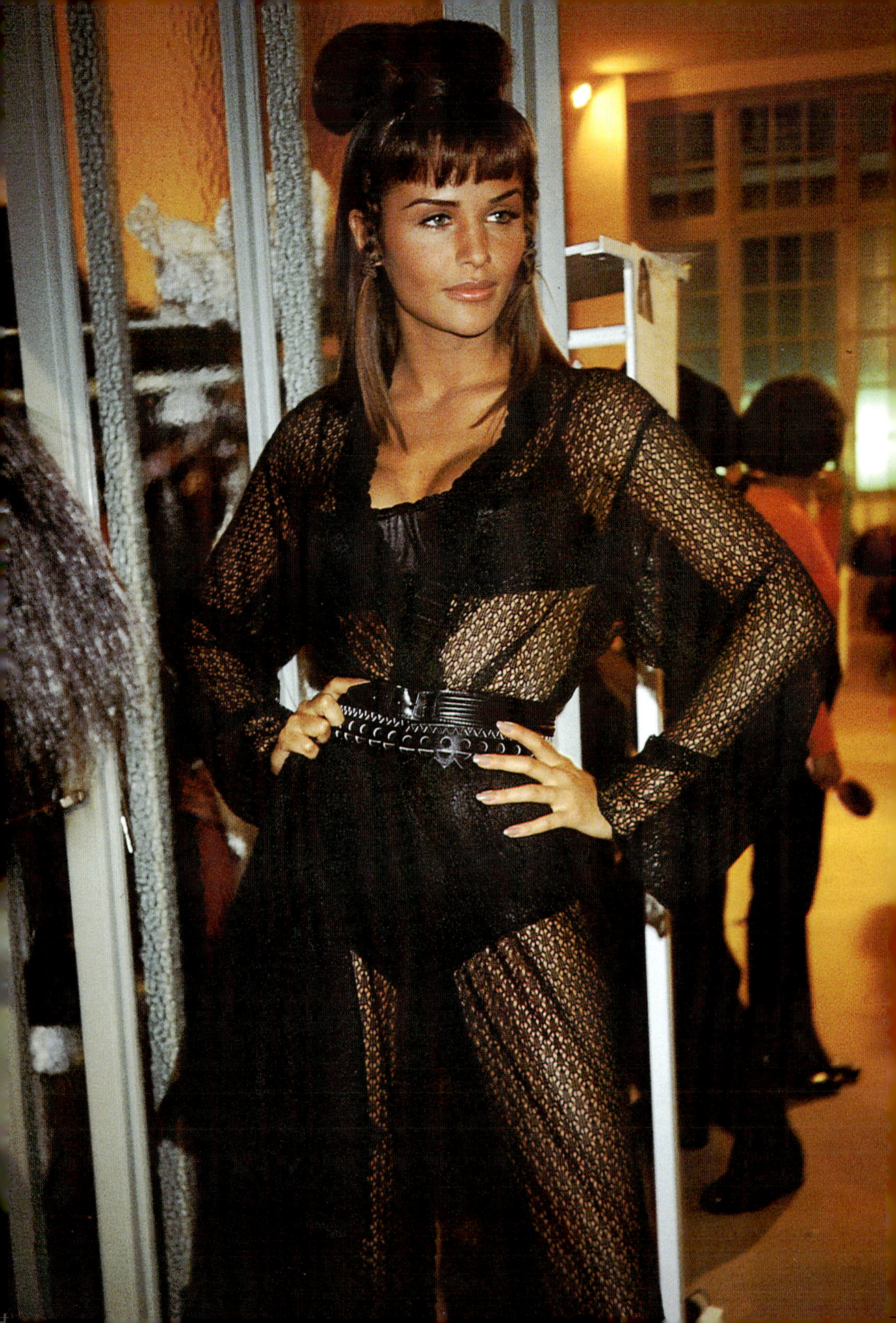

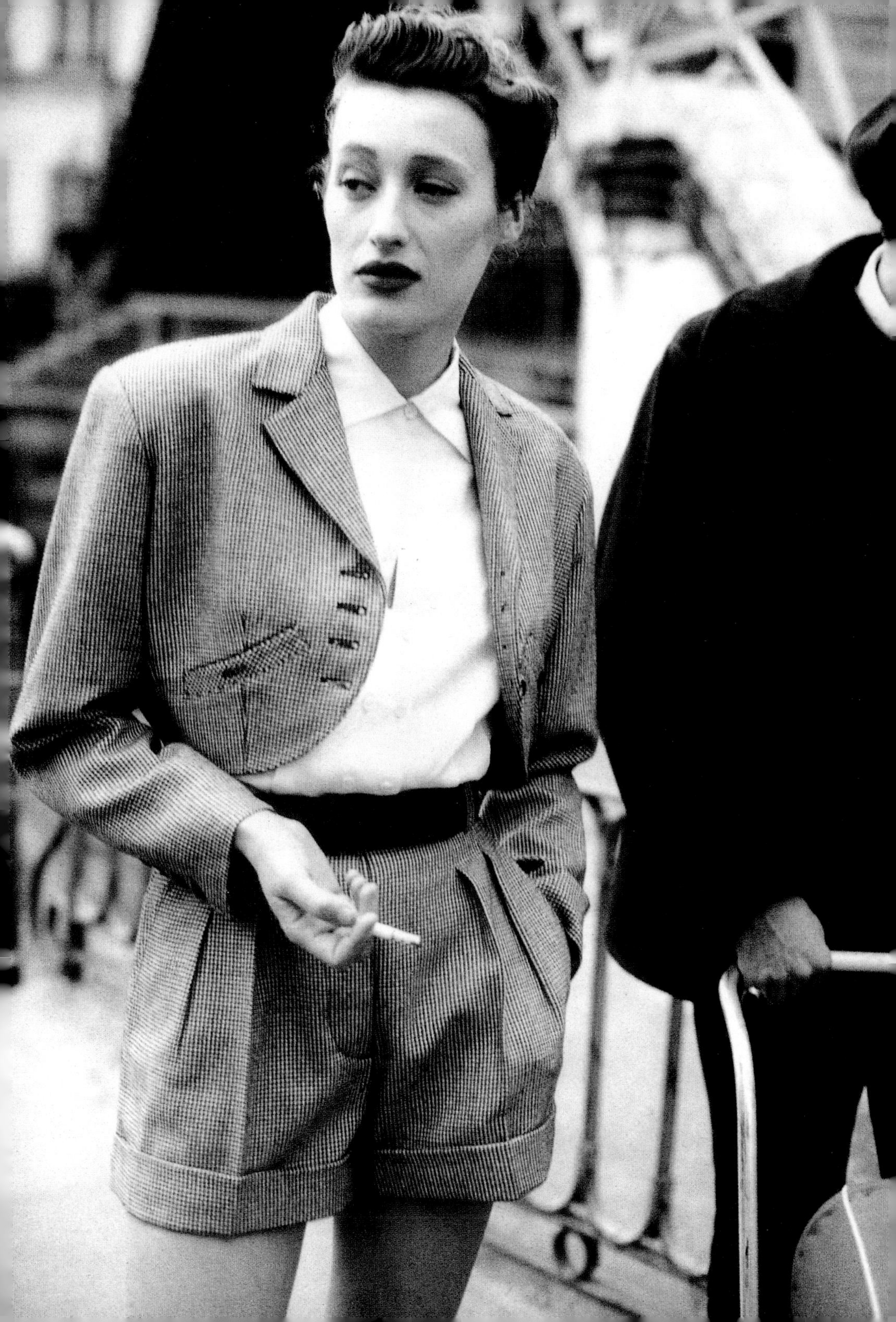

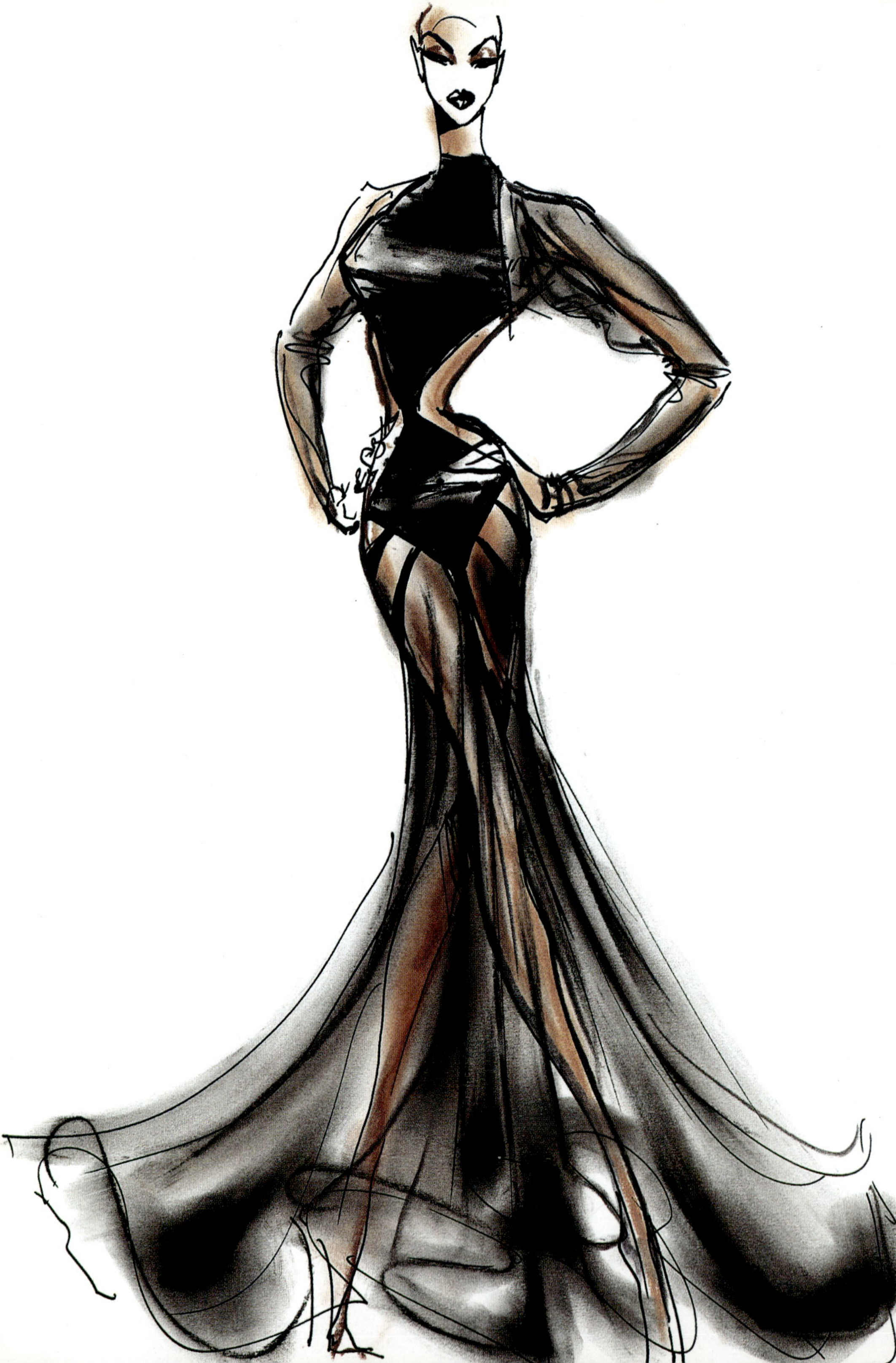

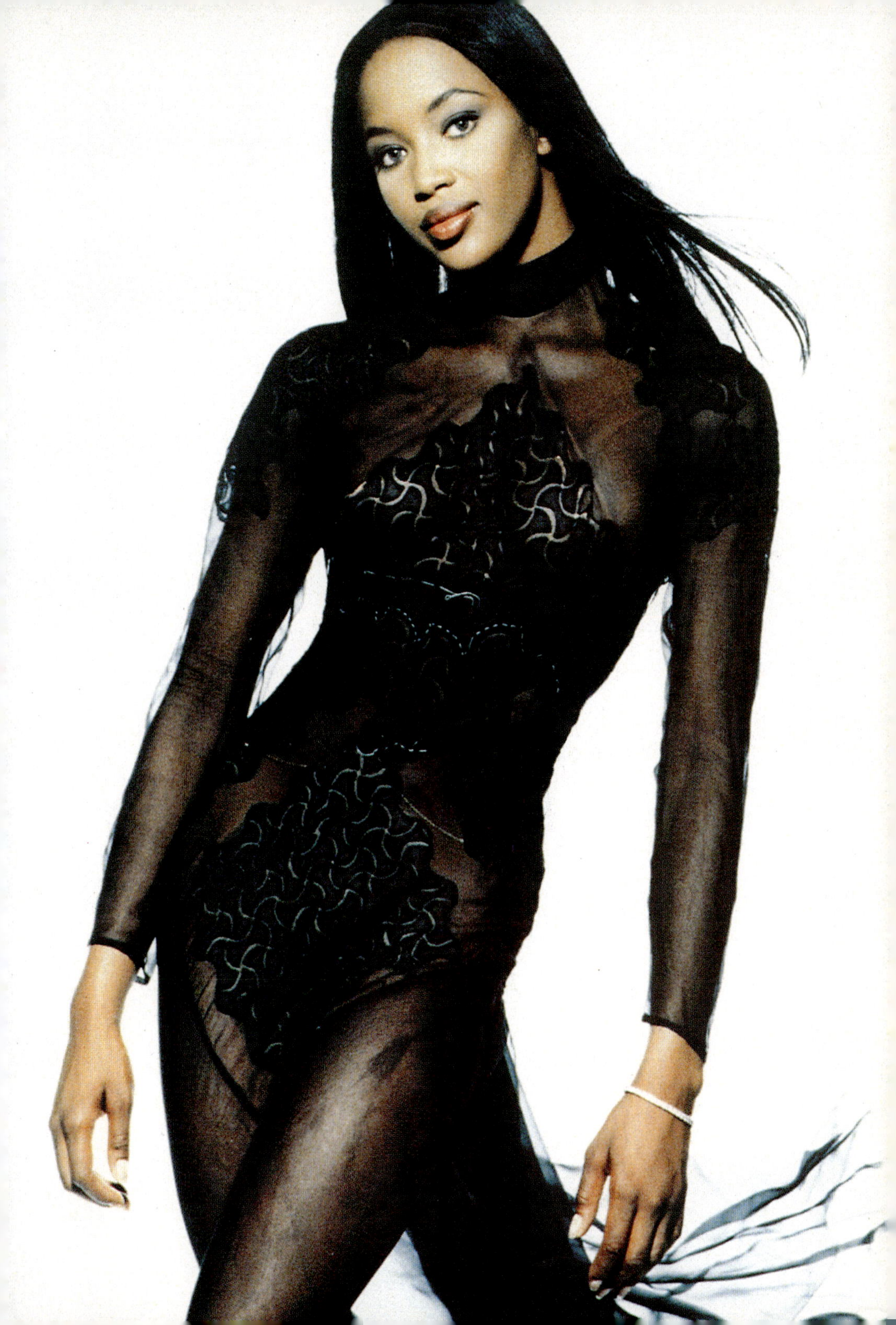

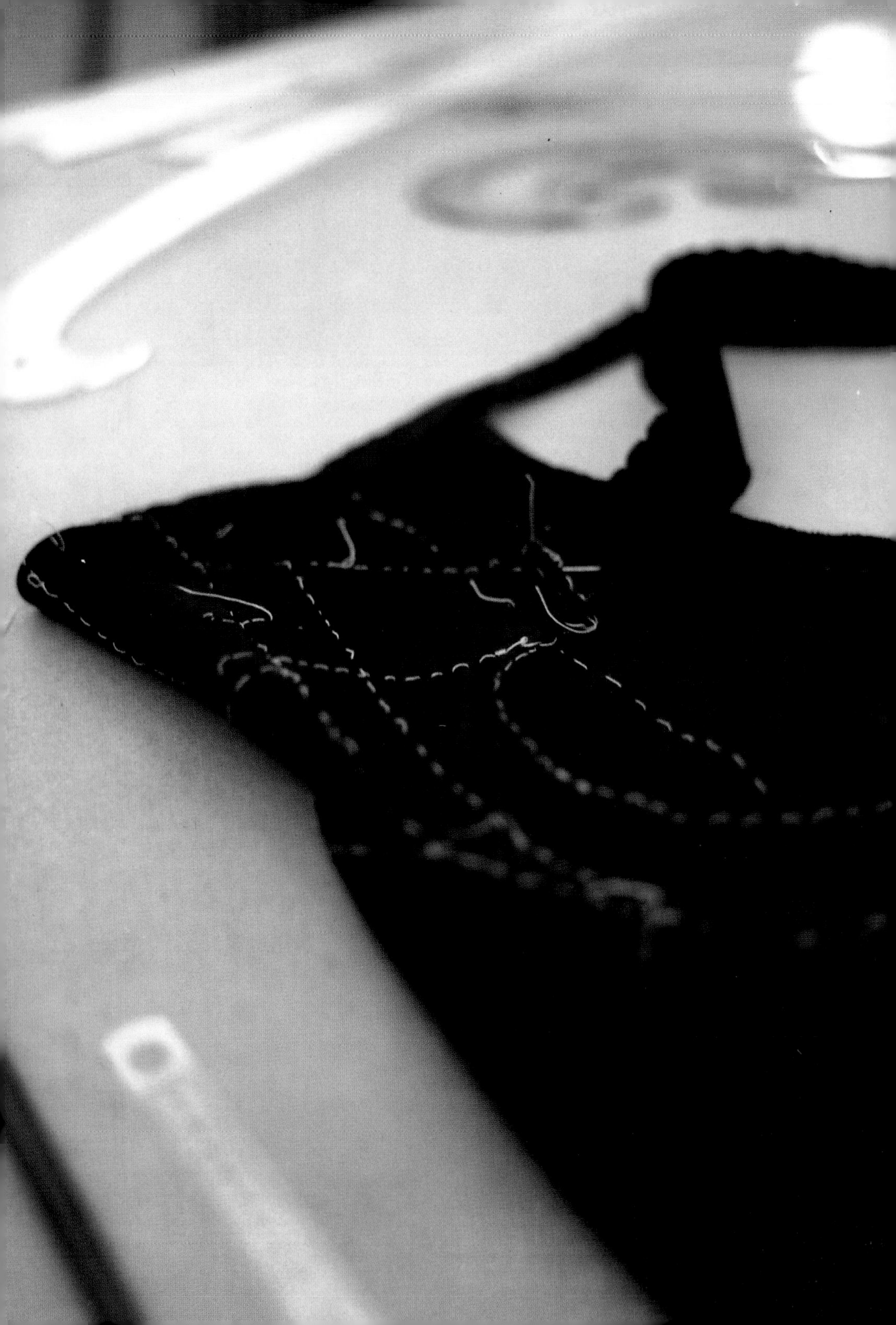

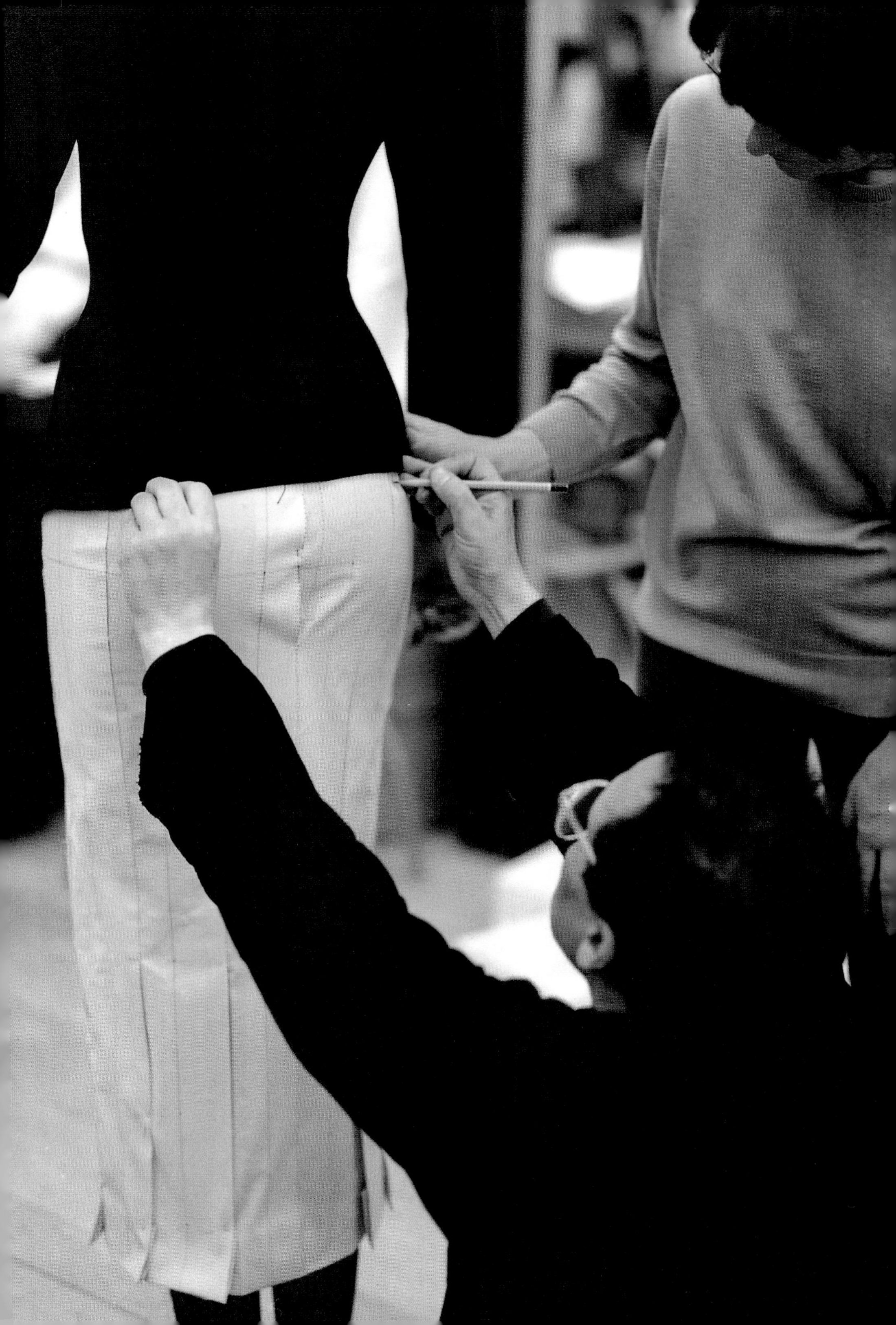

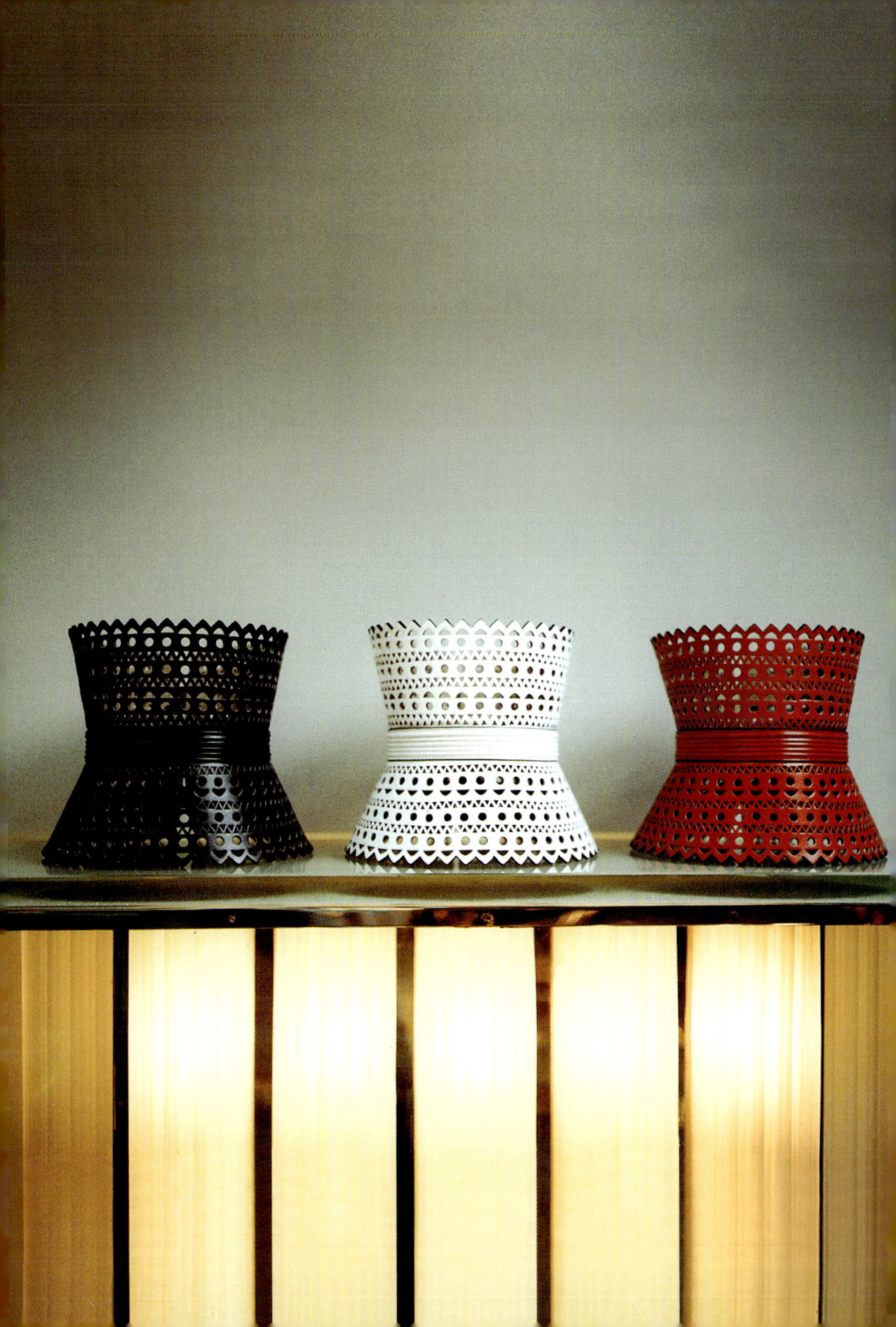

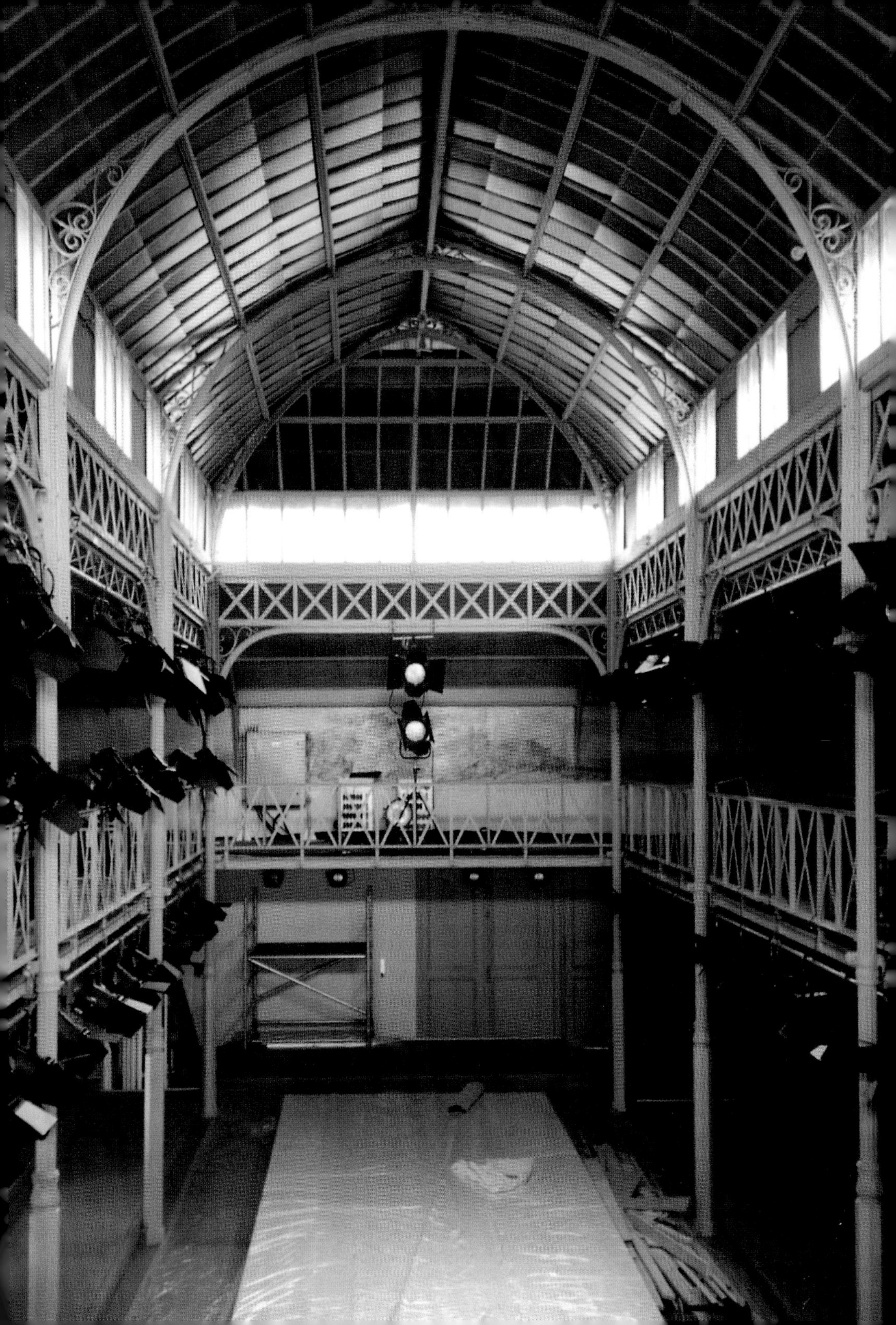

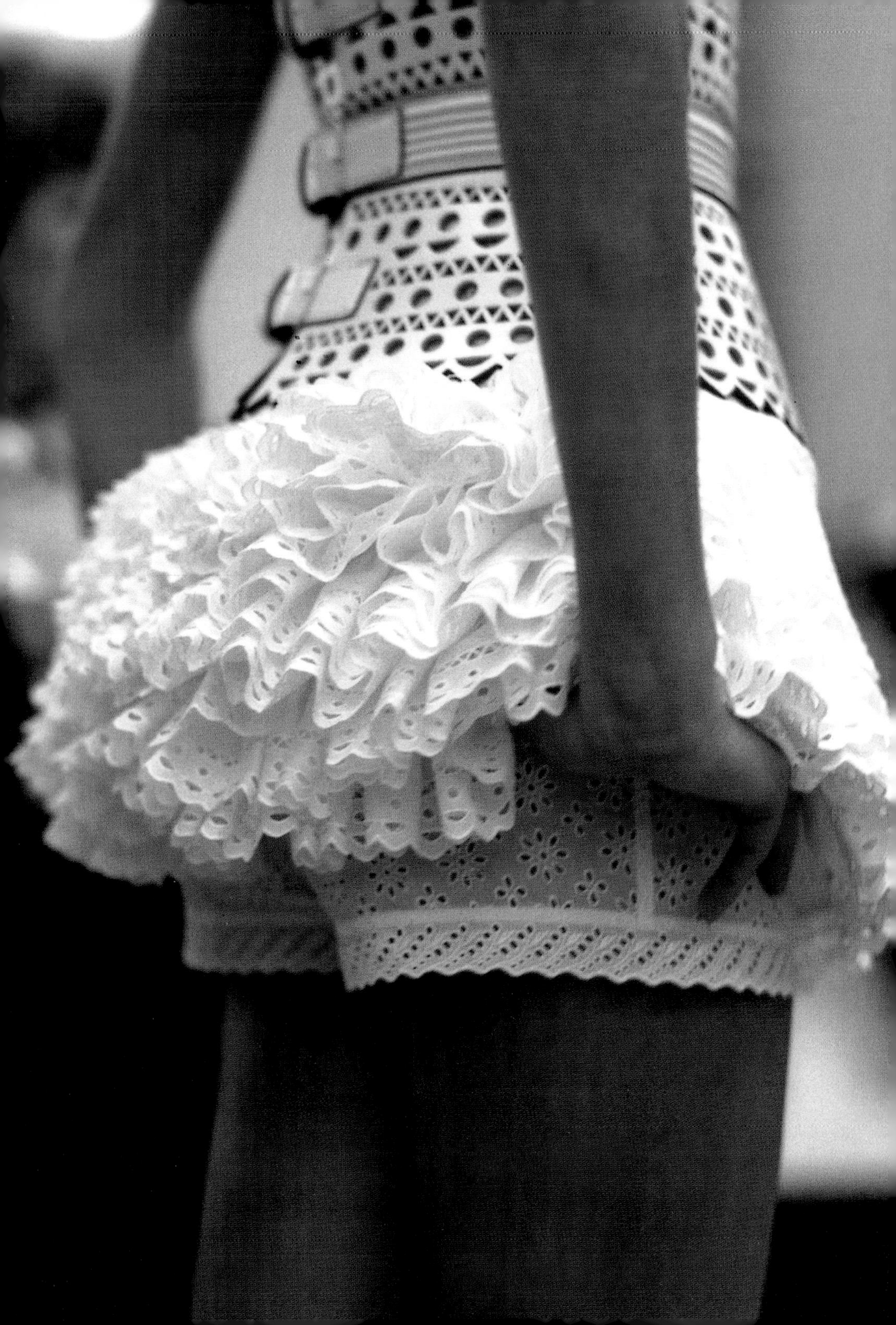

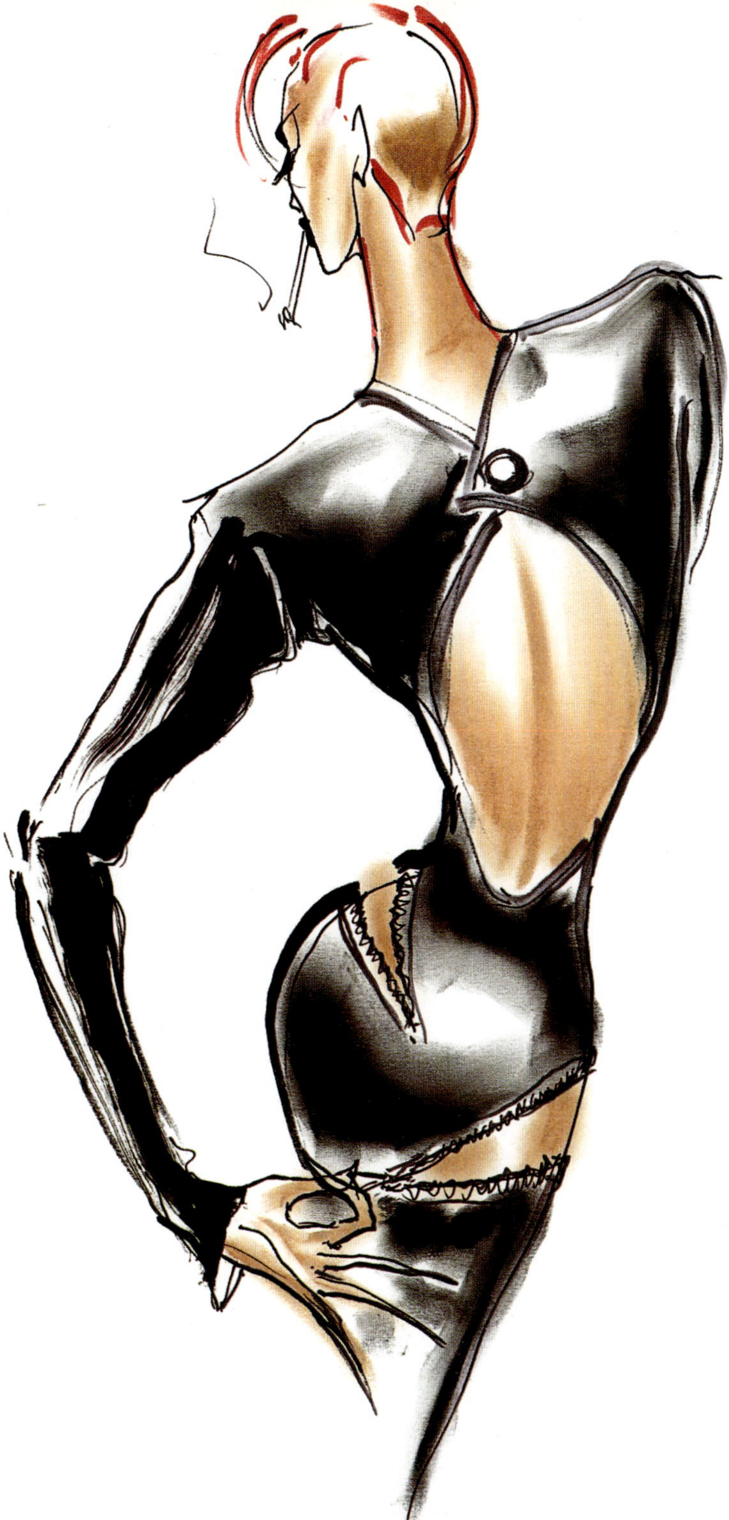

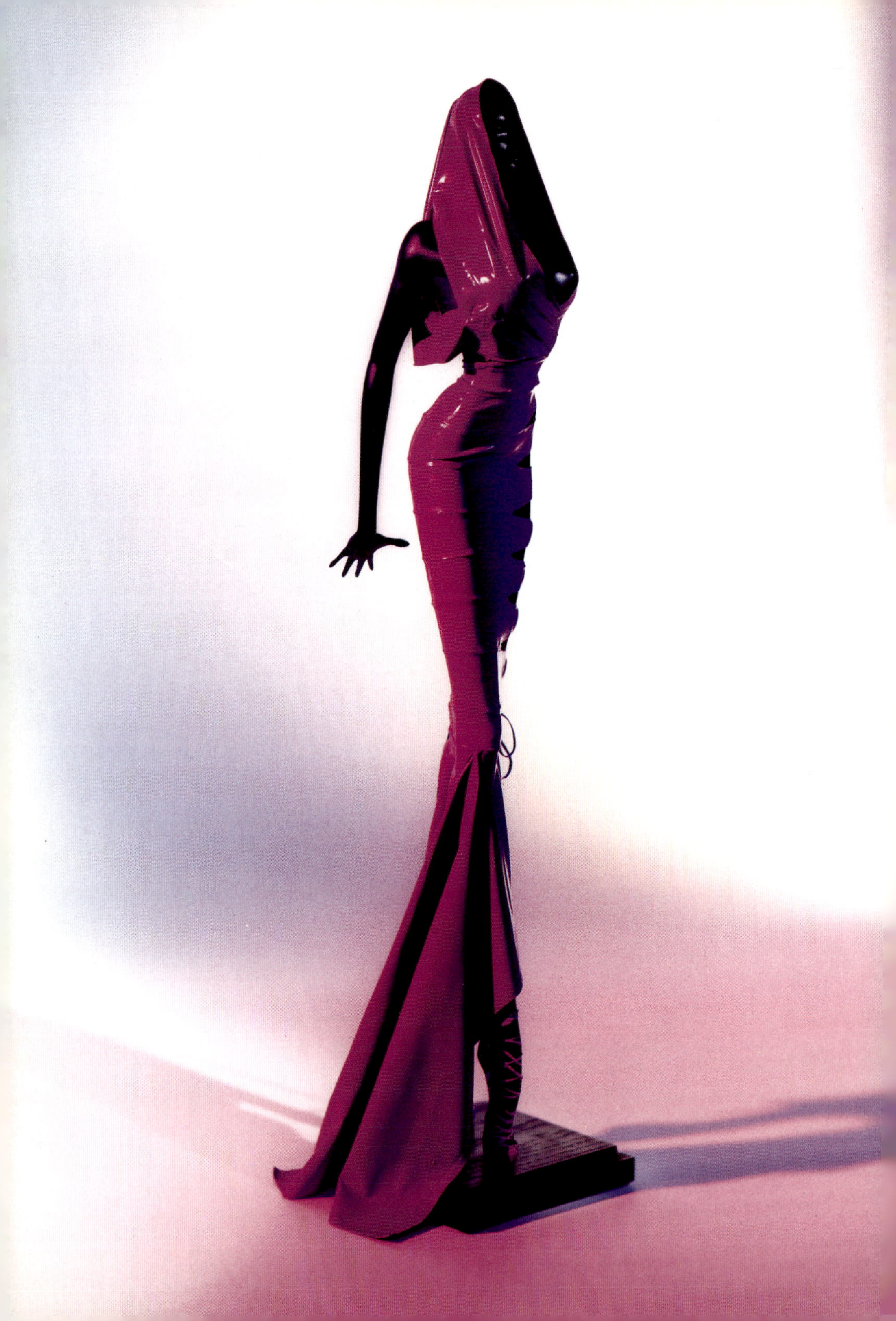

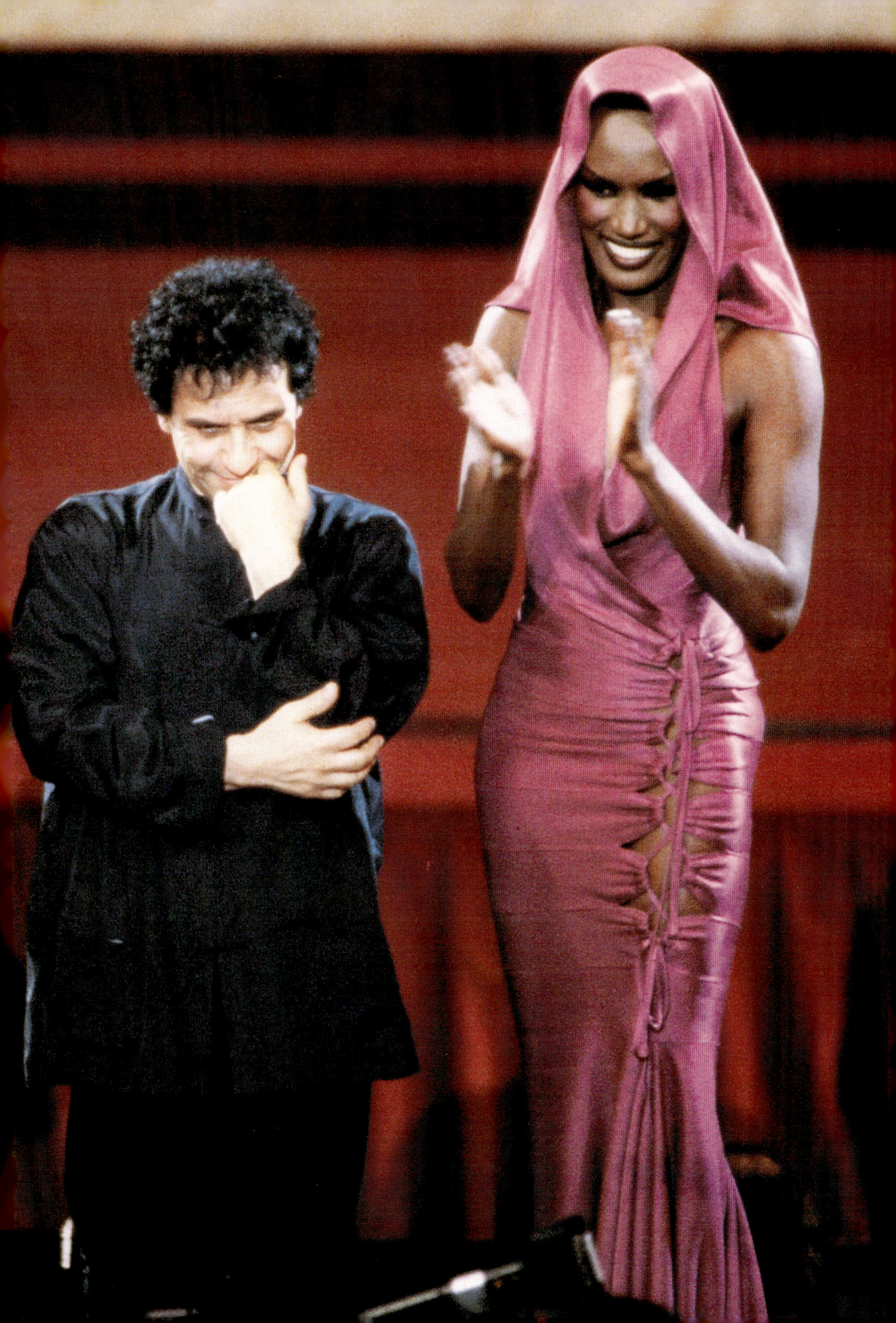

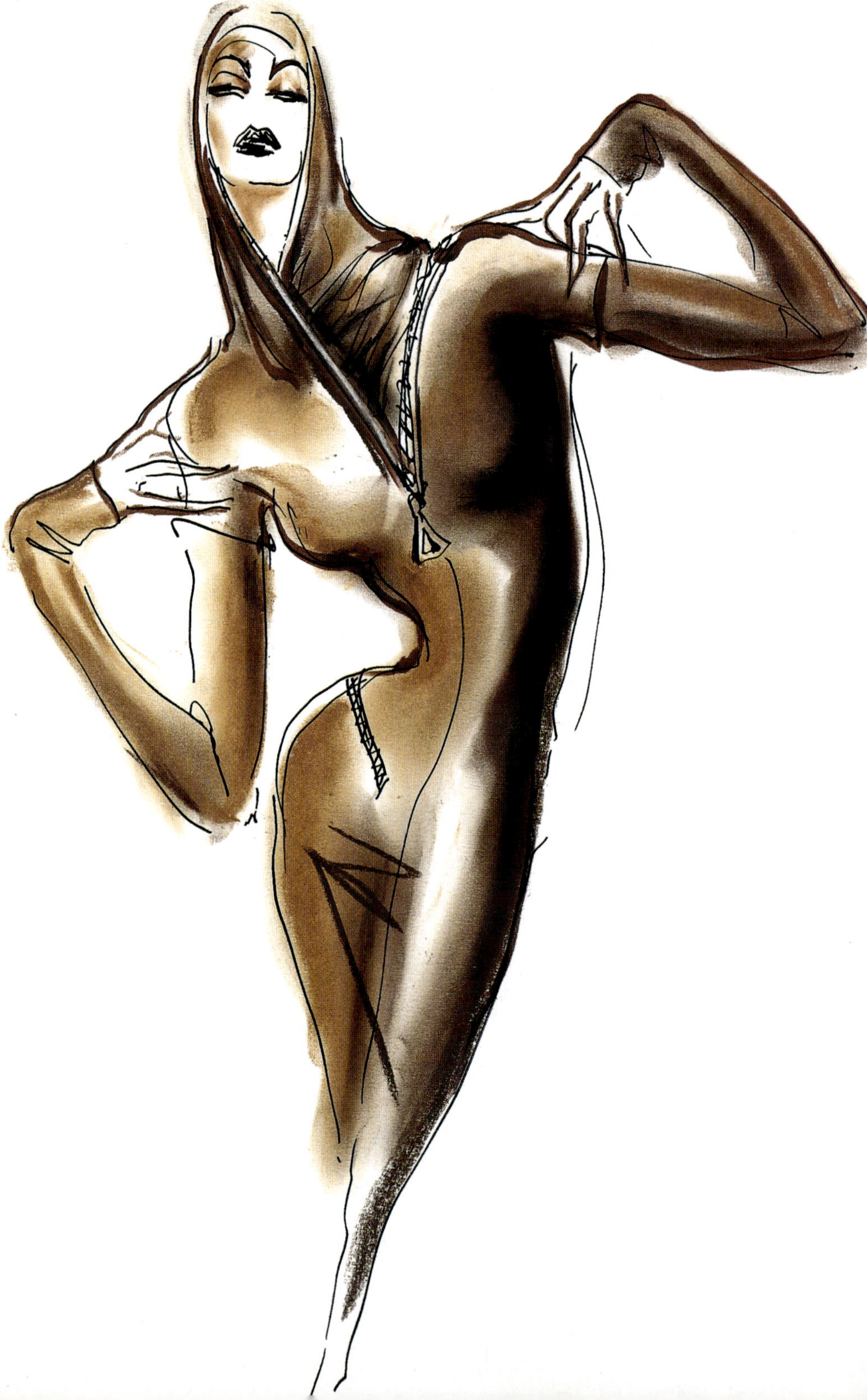

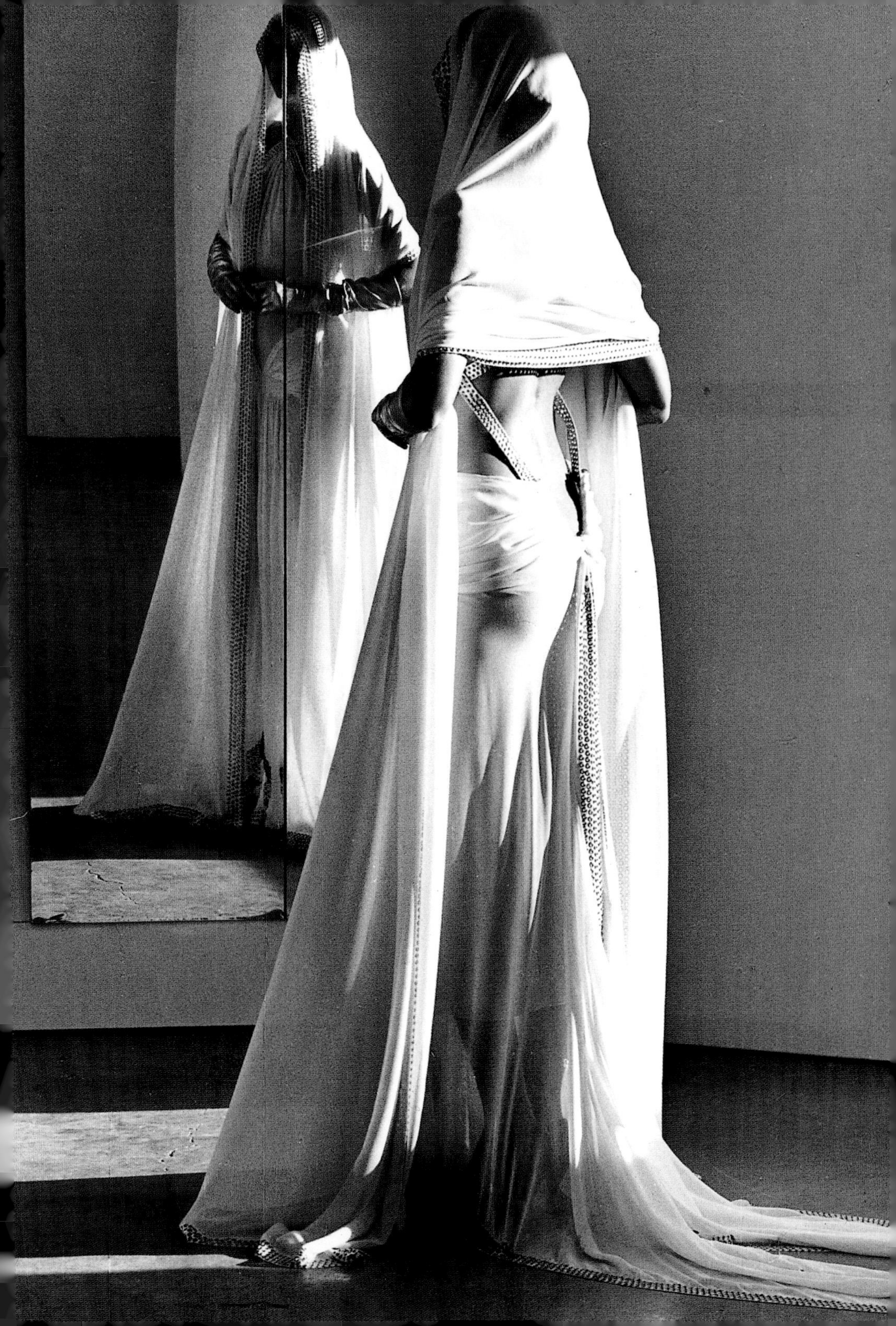

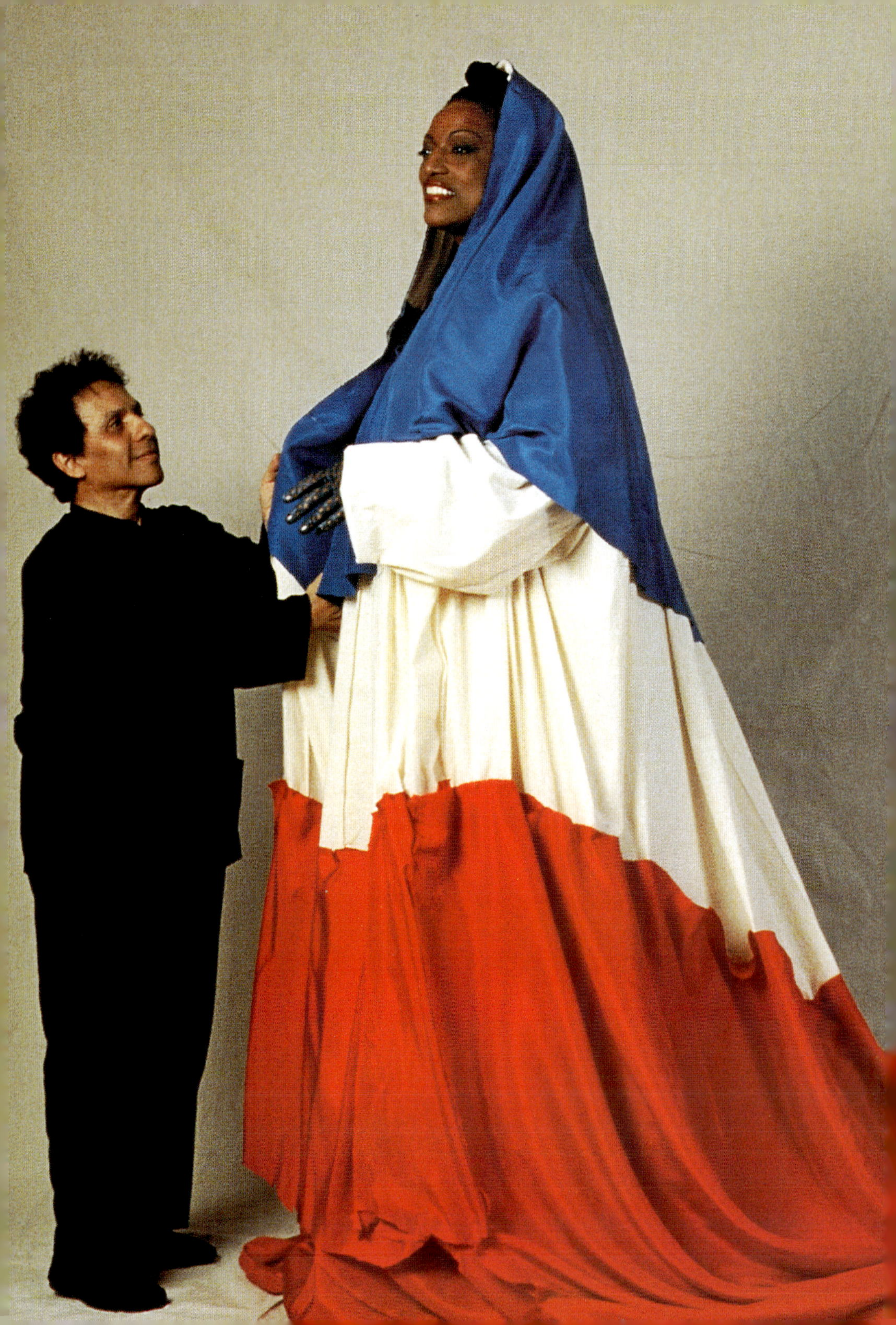

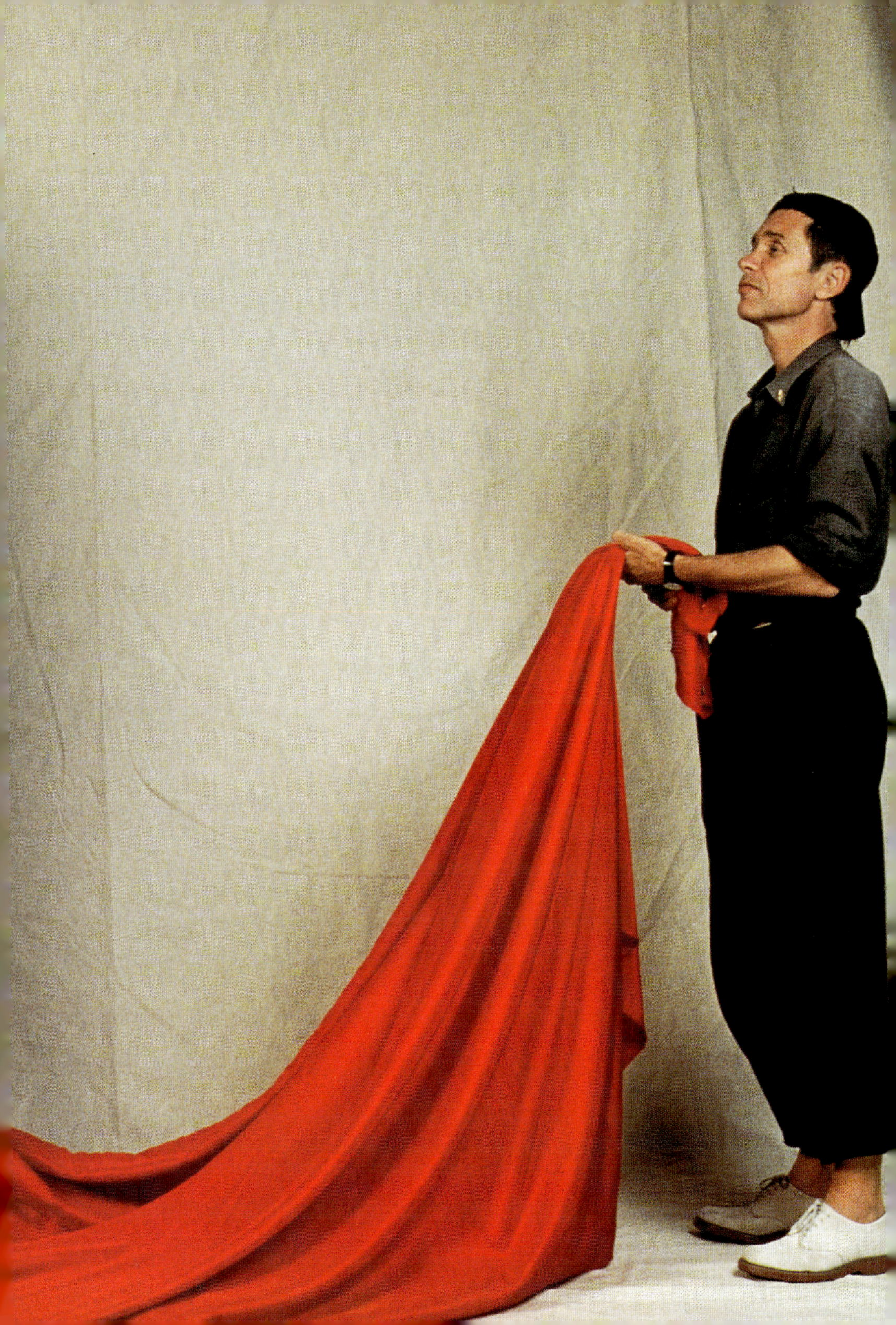

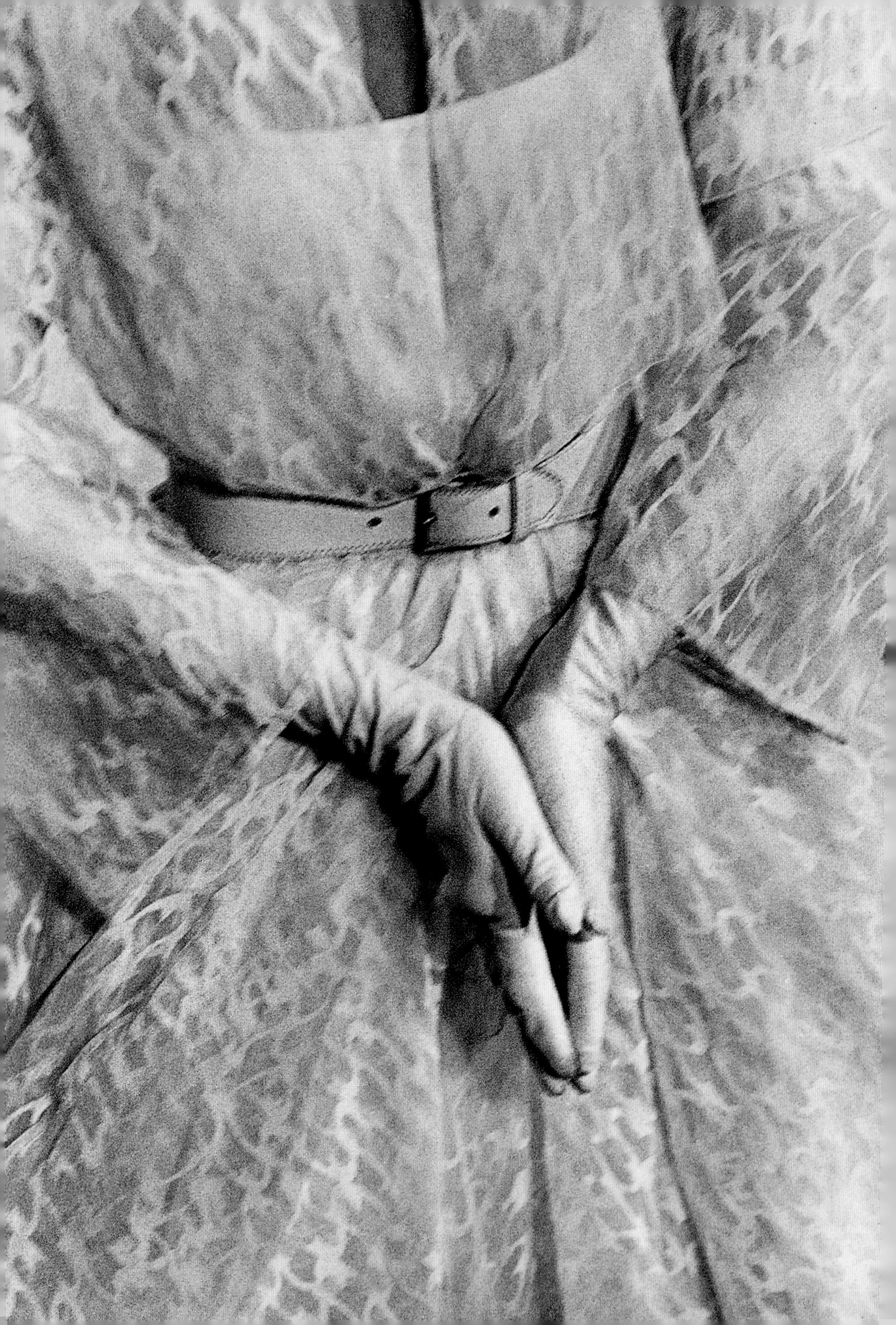

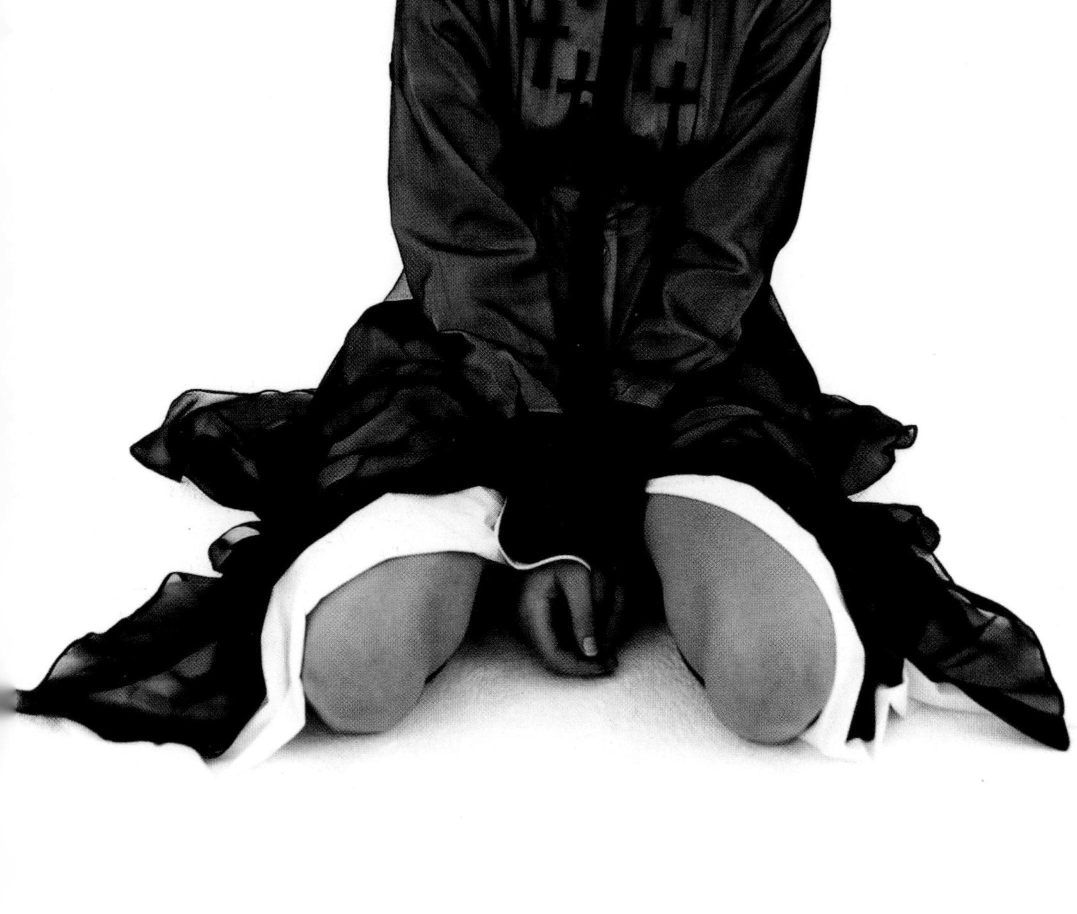

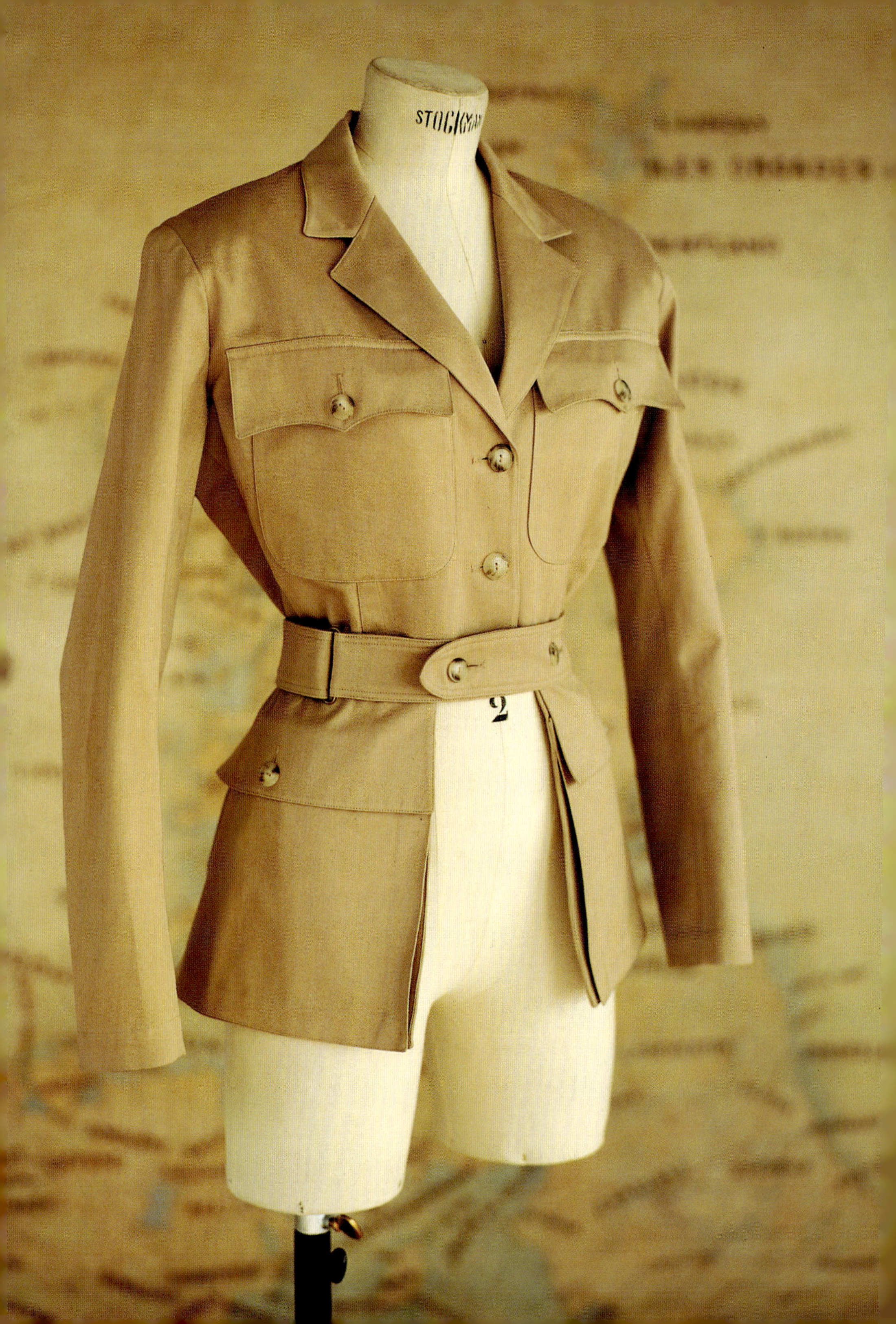
STOCKMAN
2

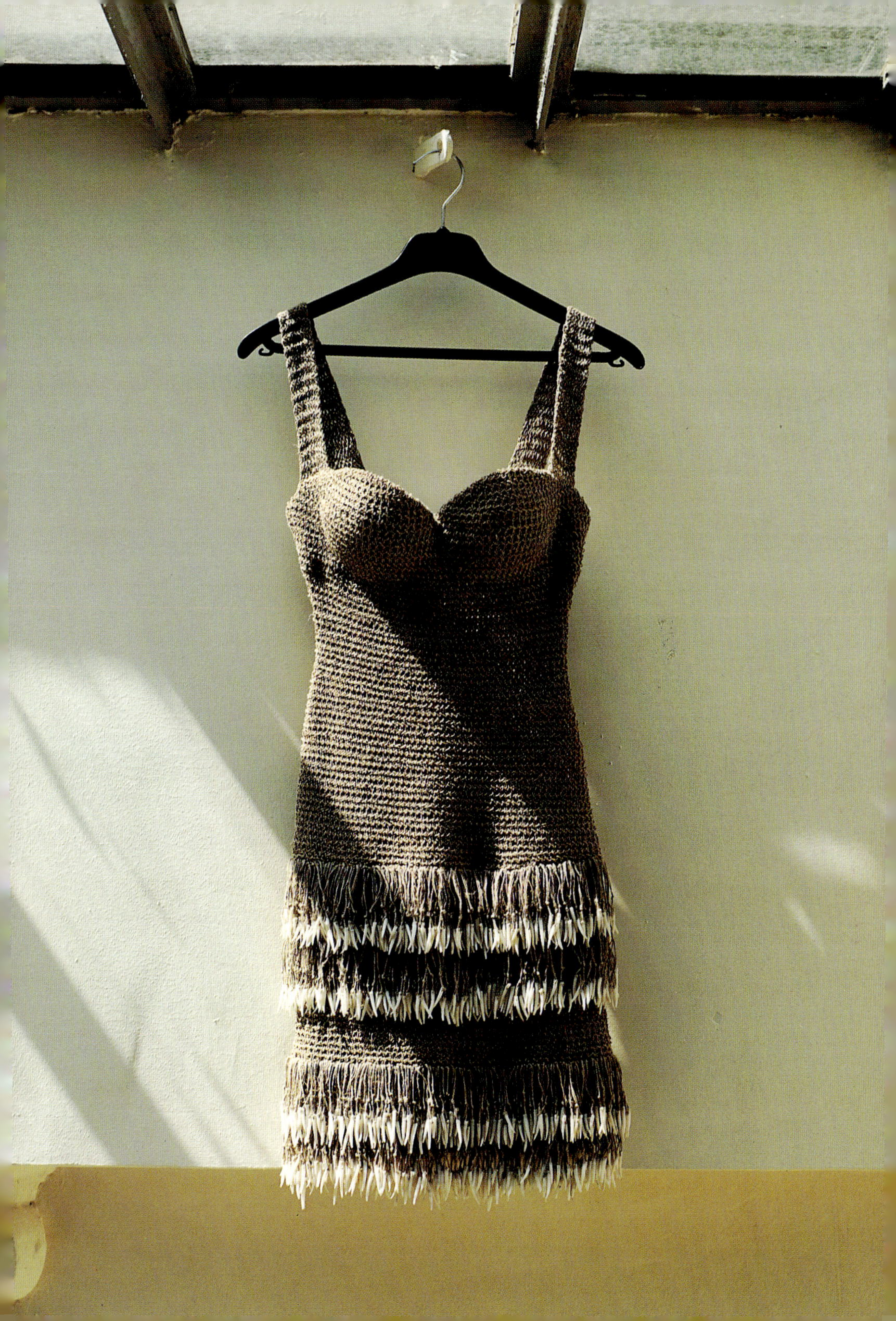

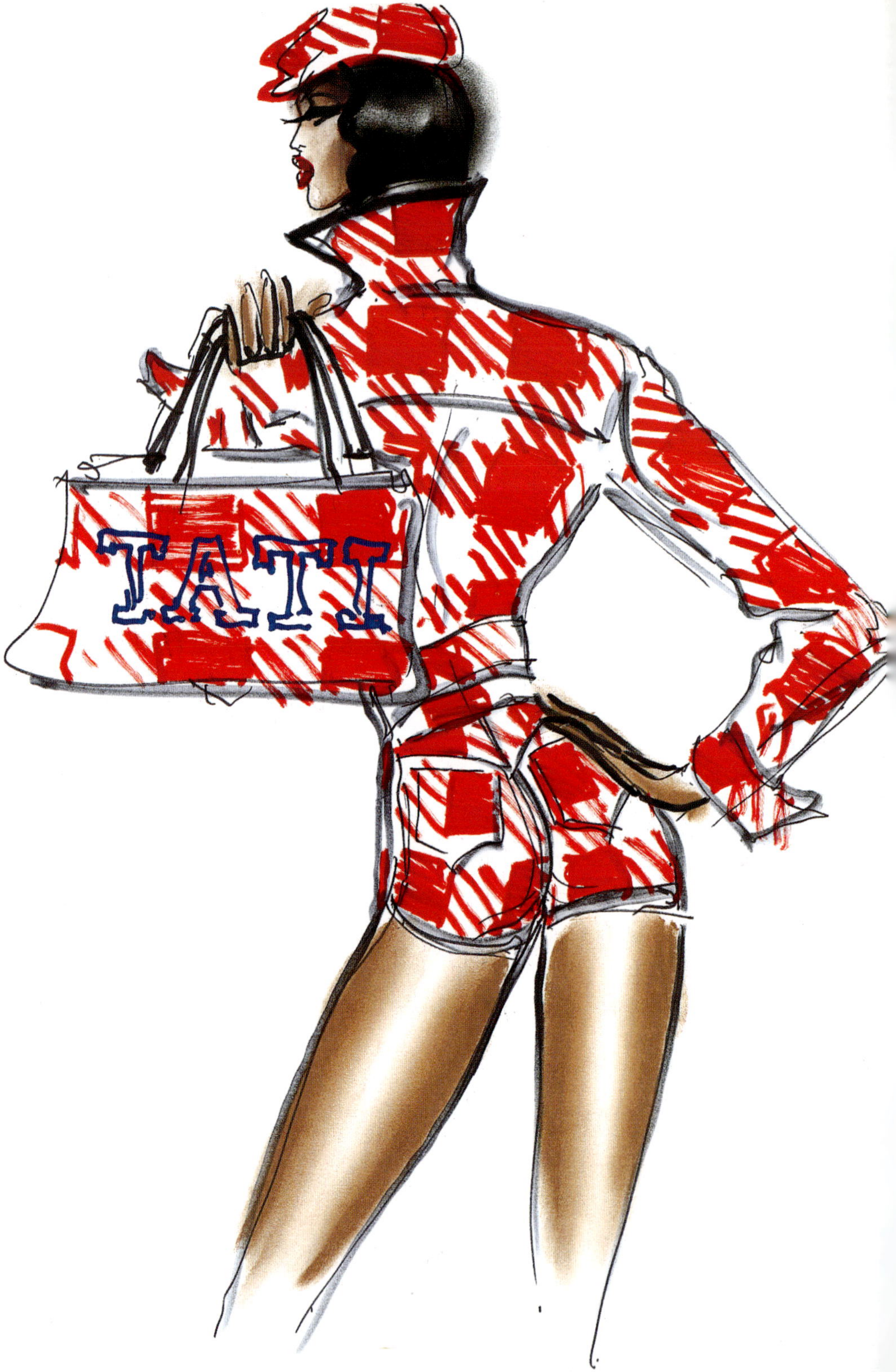
TATI

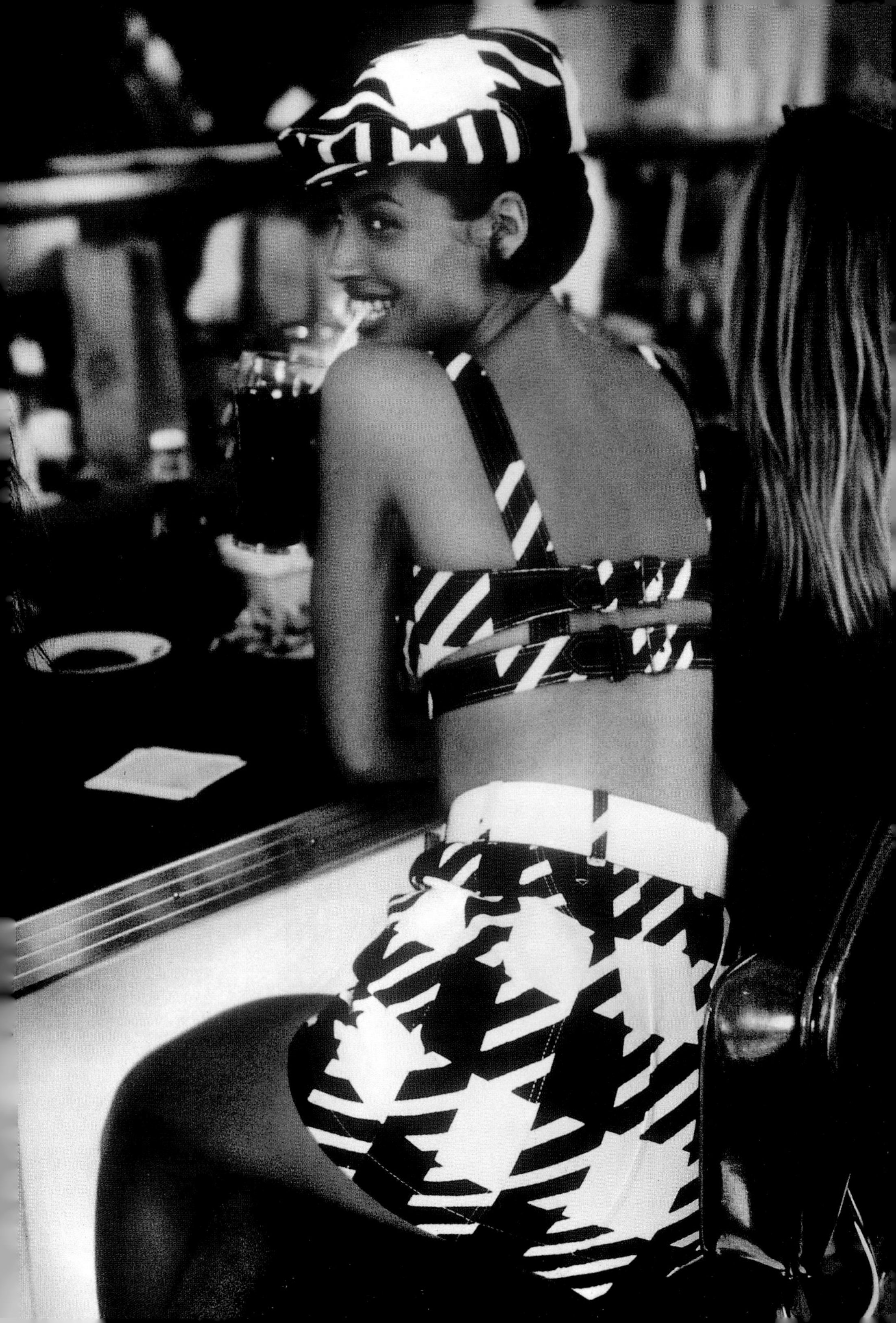

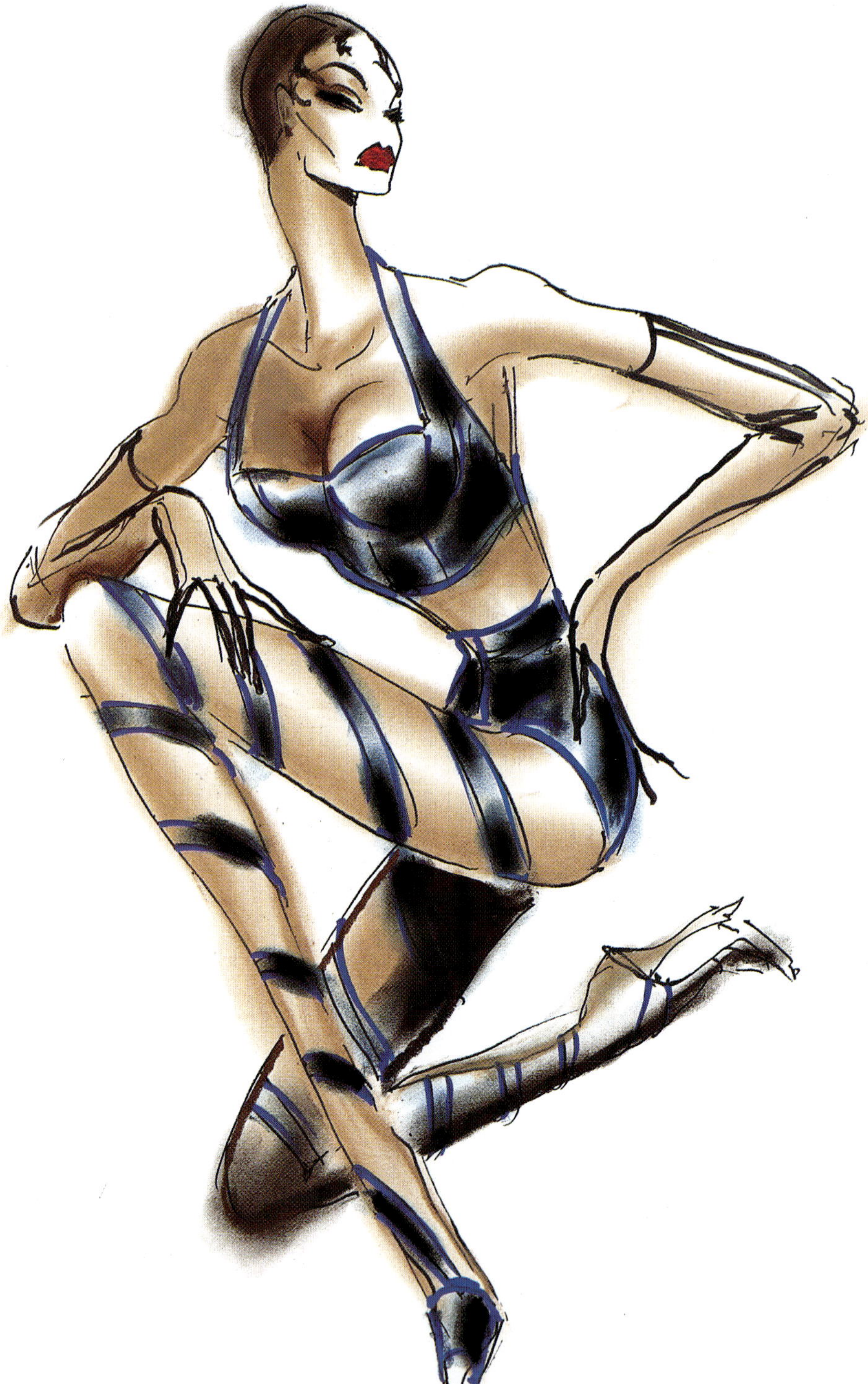

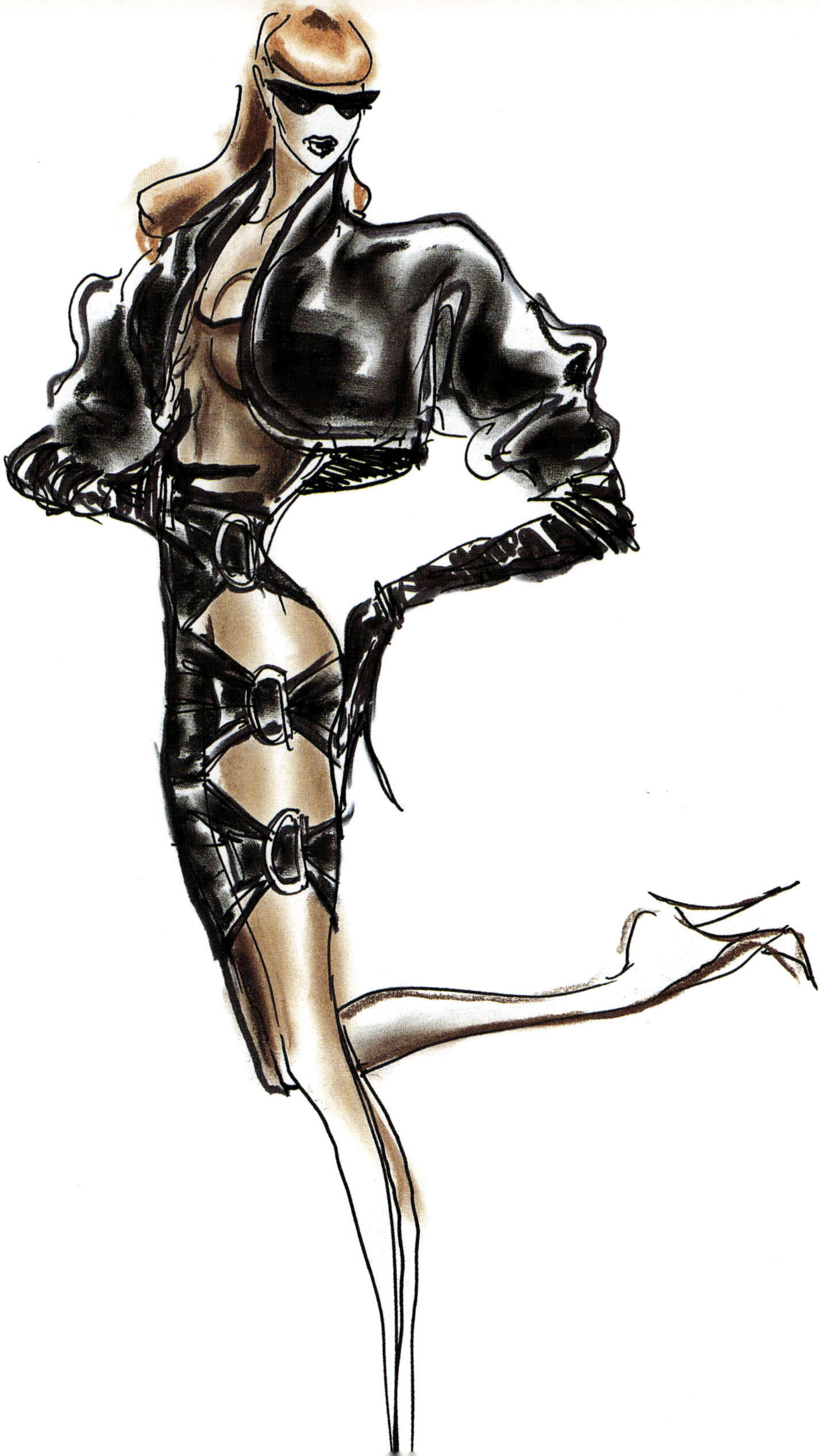

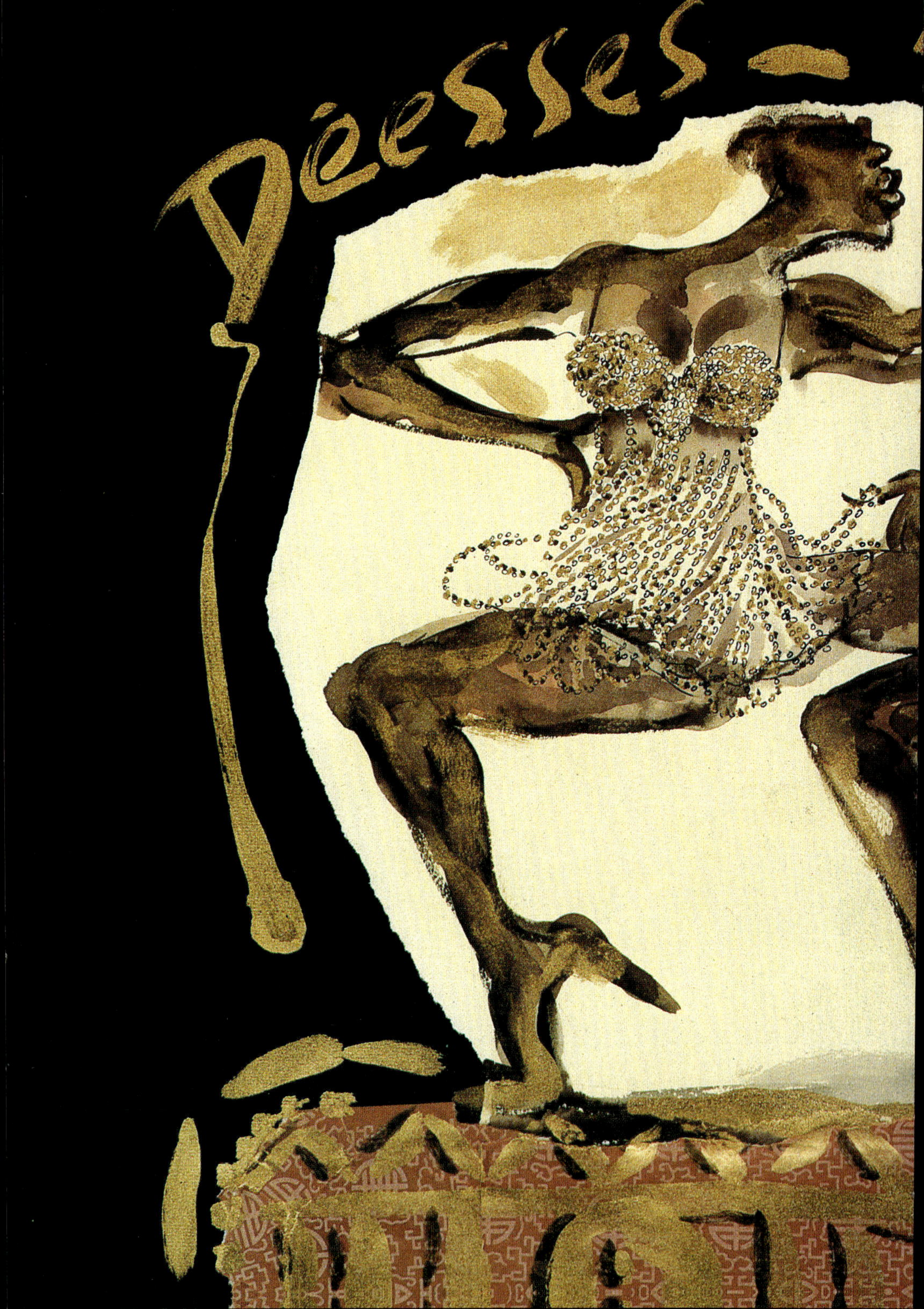
Déesses –

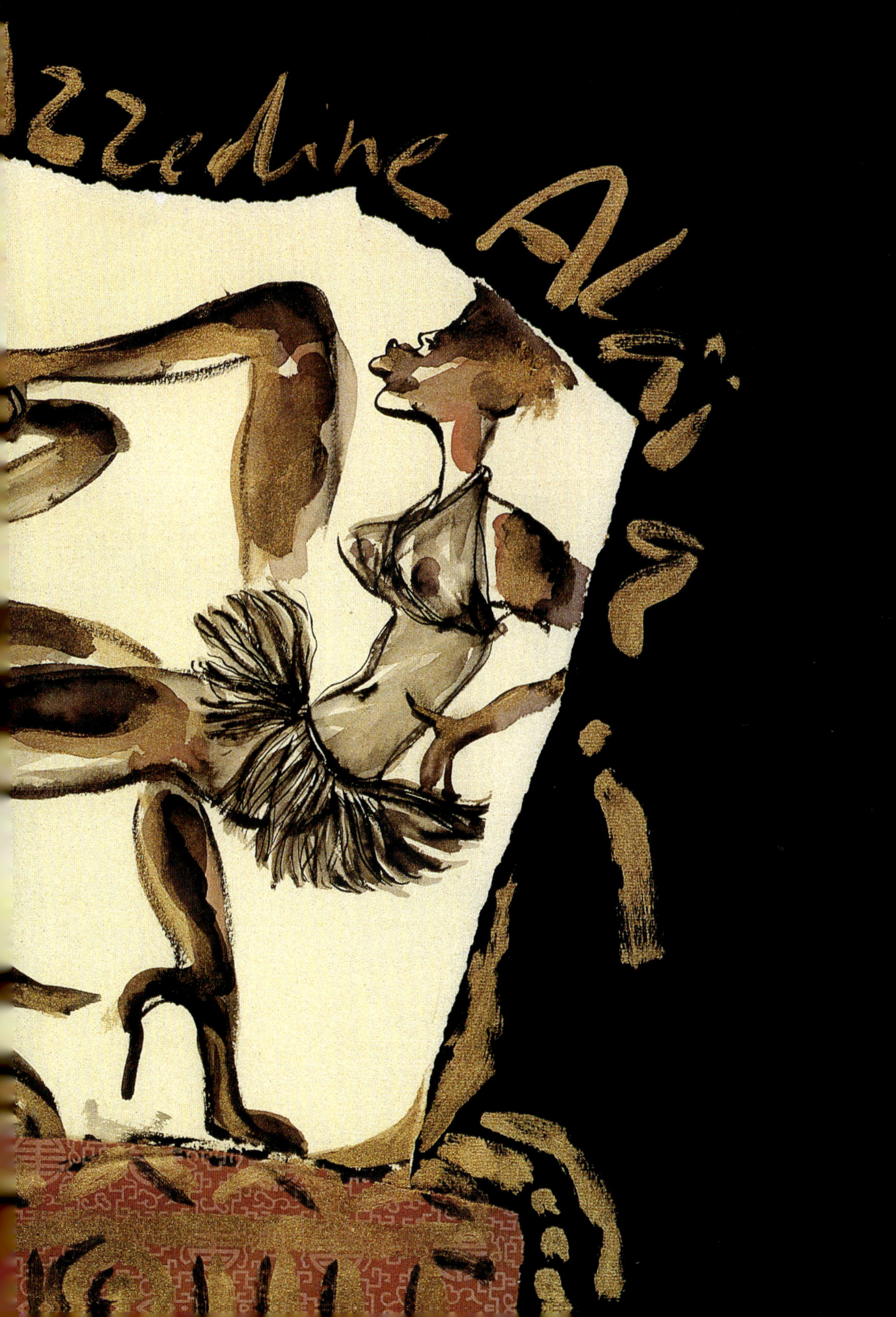
zzedine Alaïa

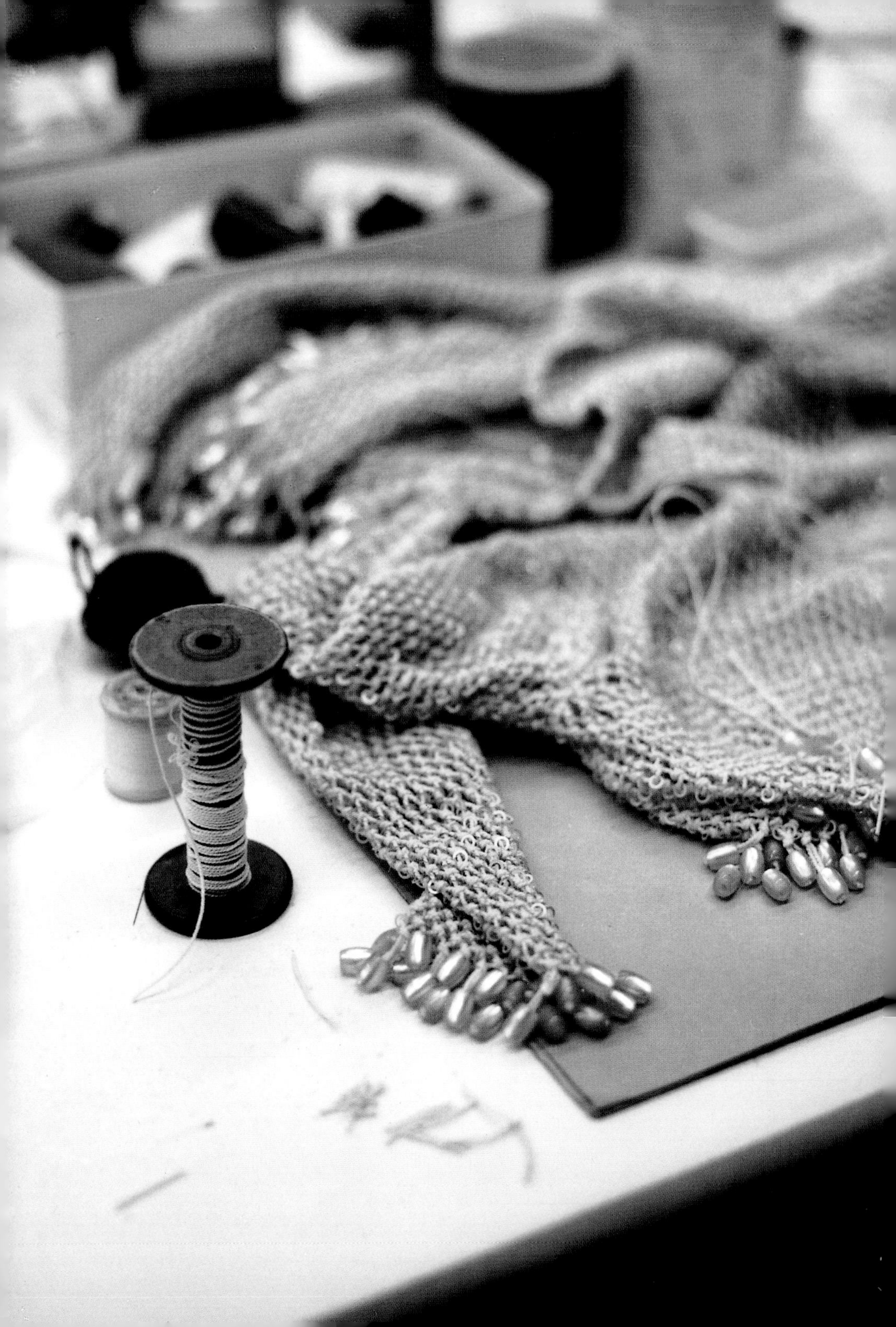

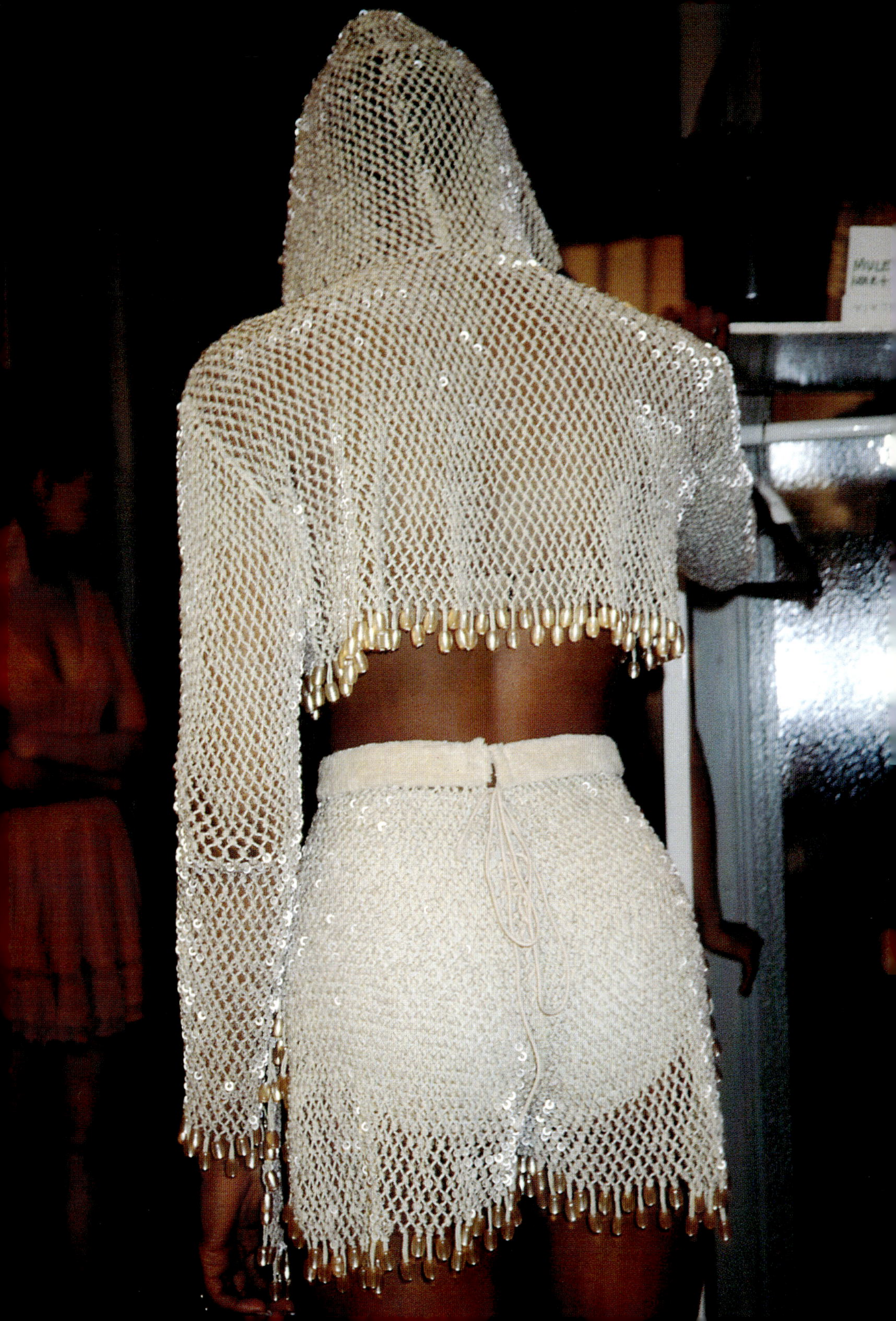

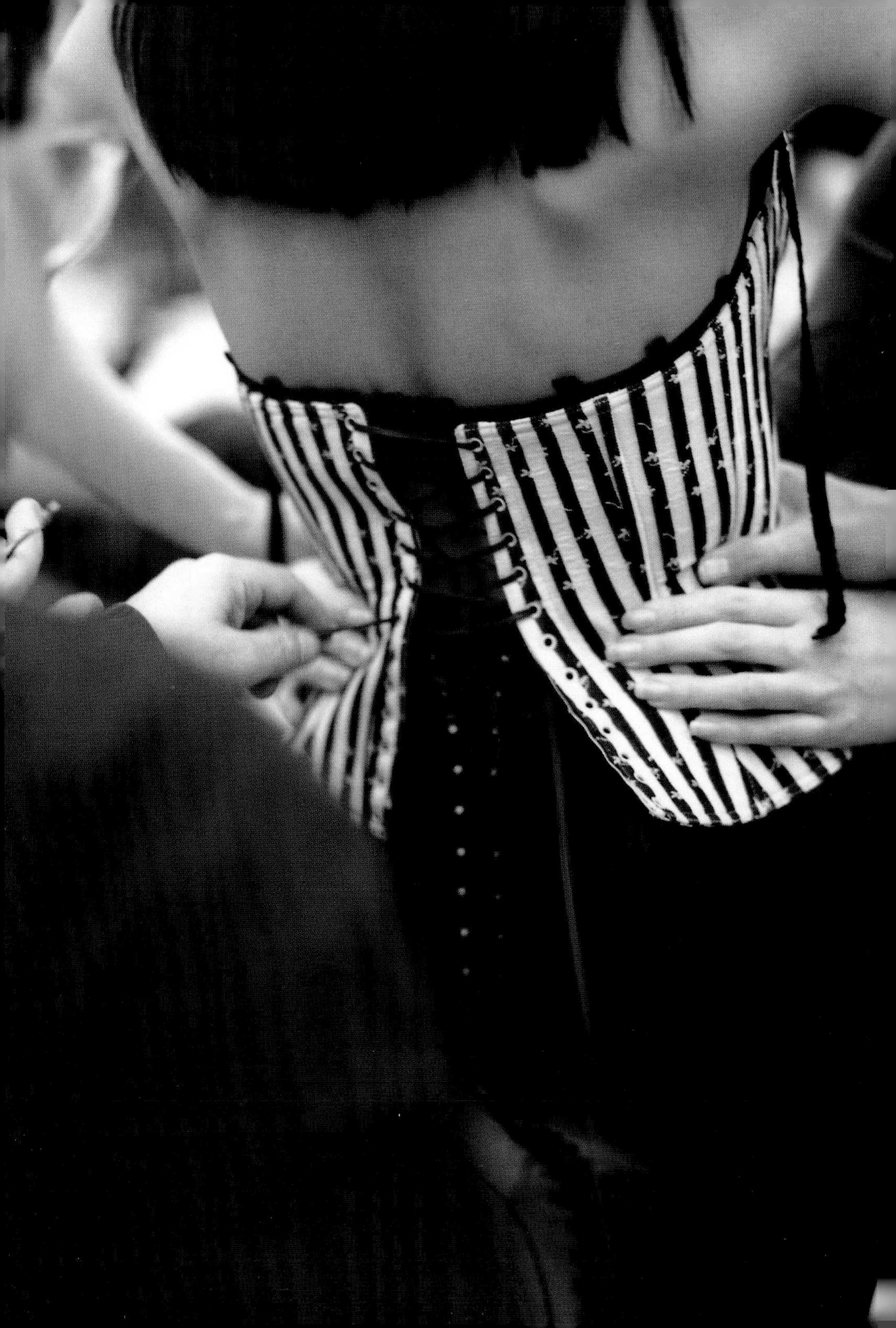

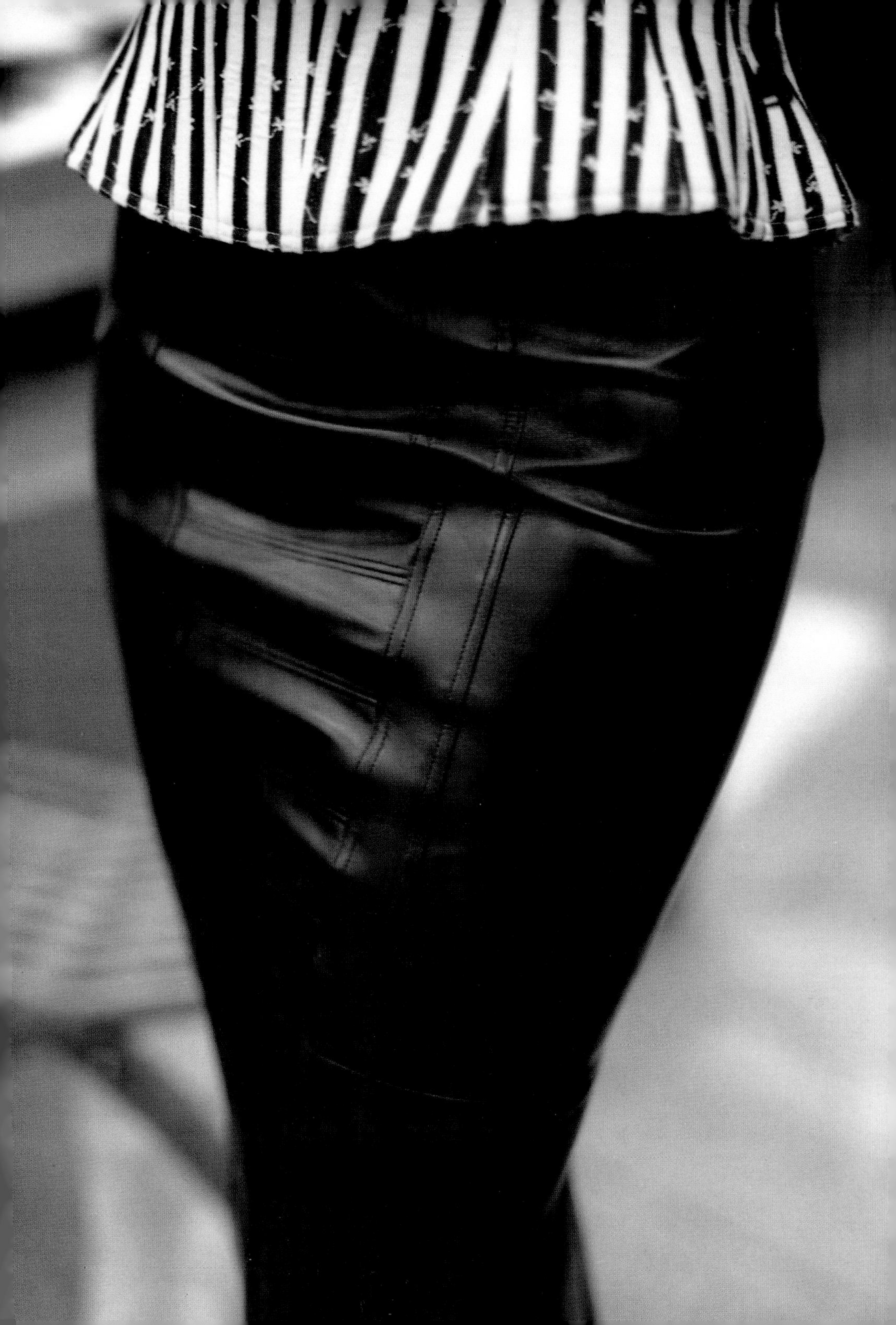

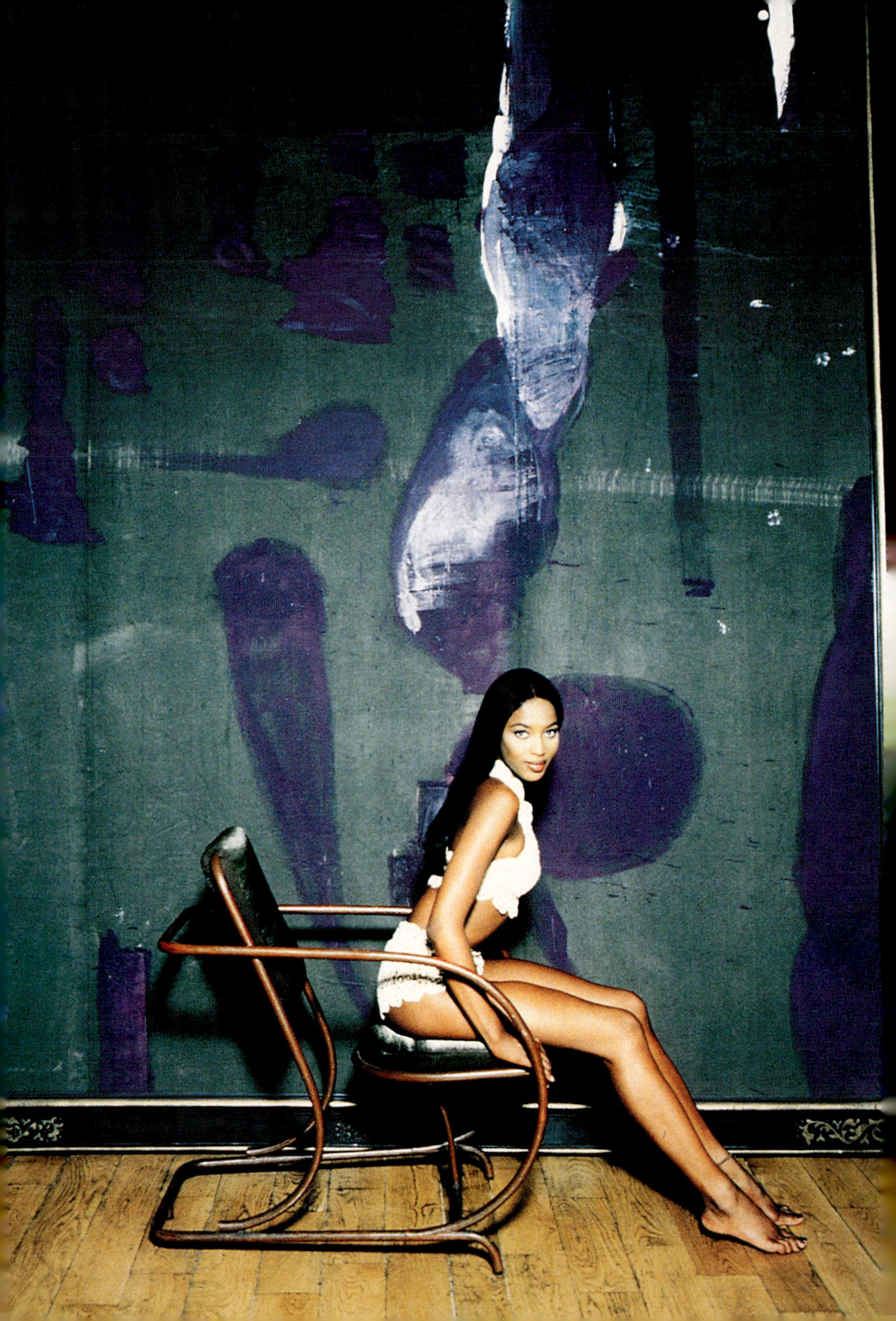

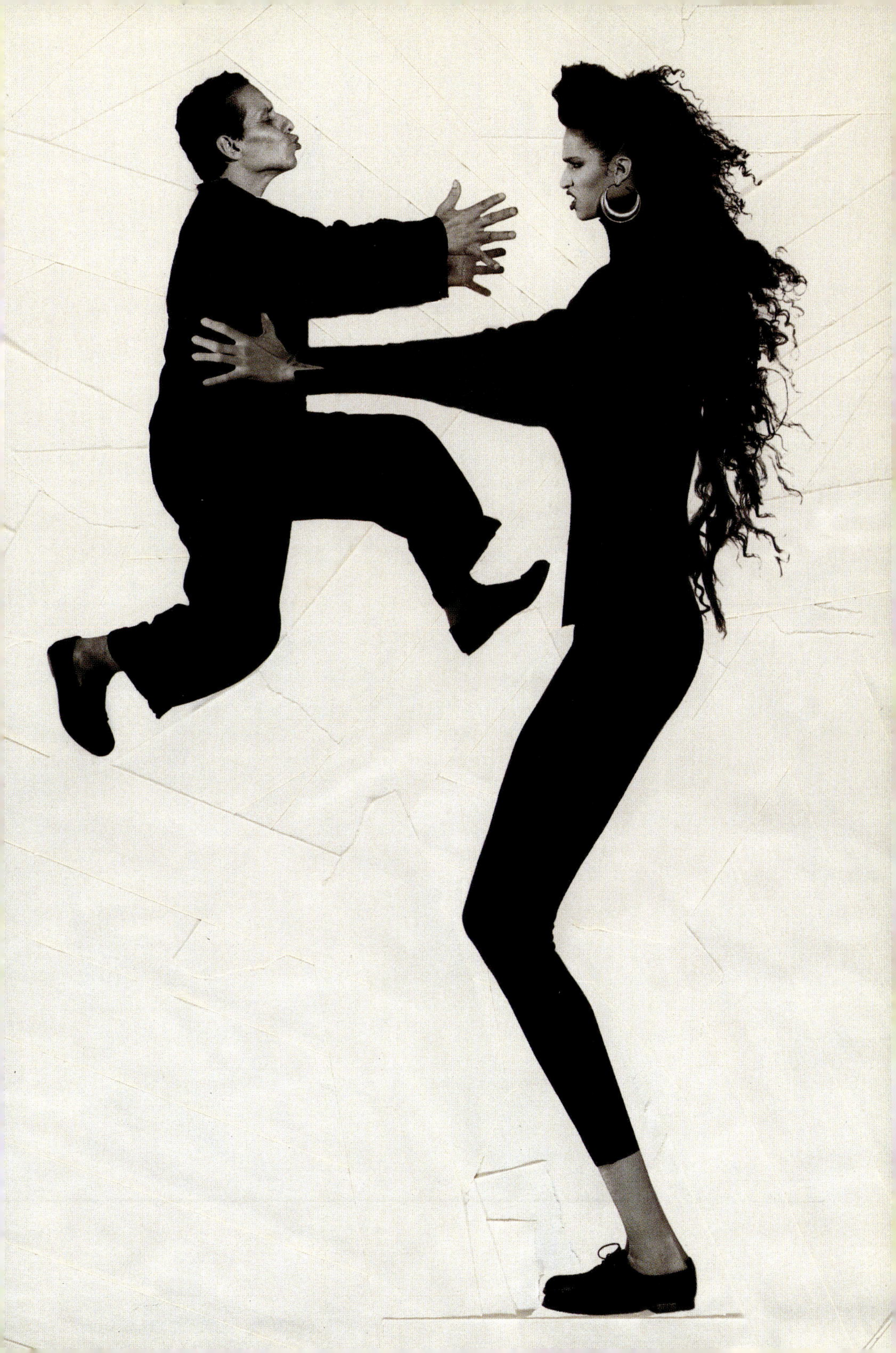

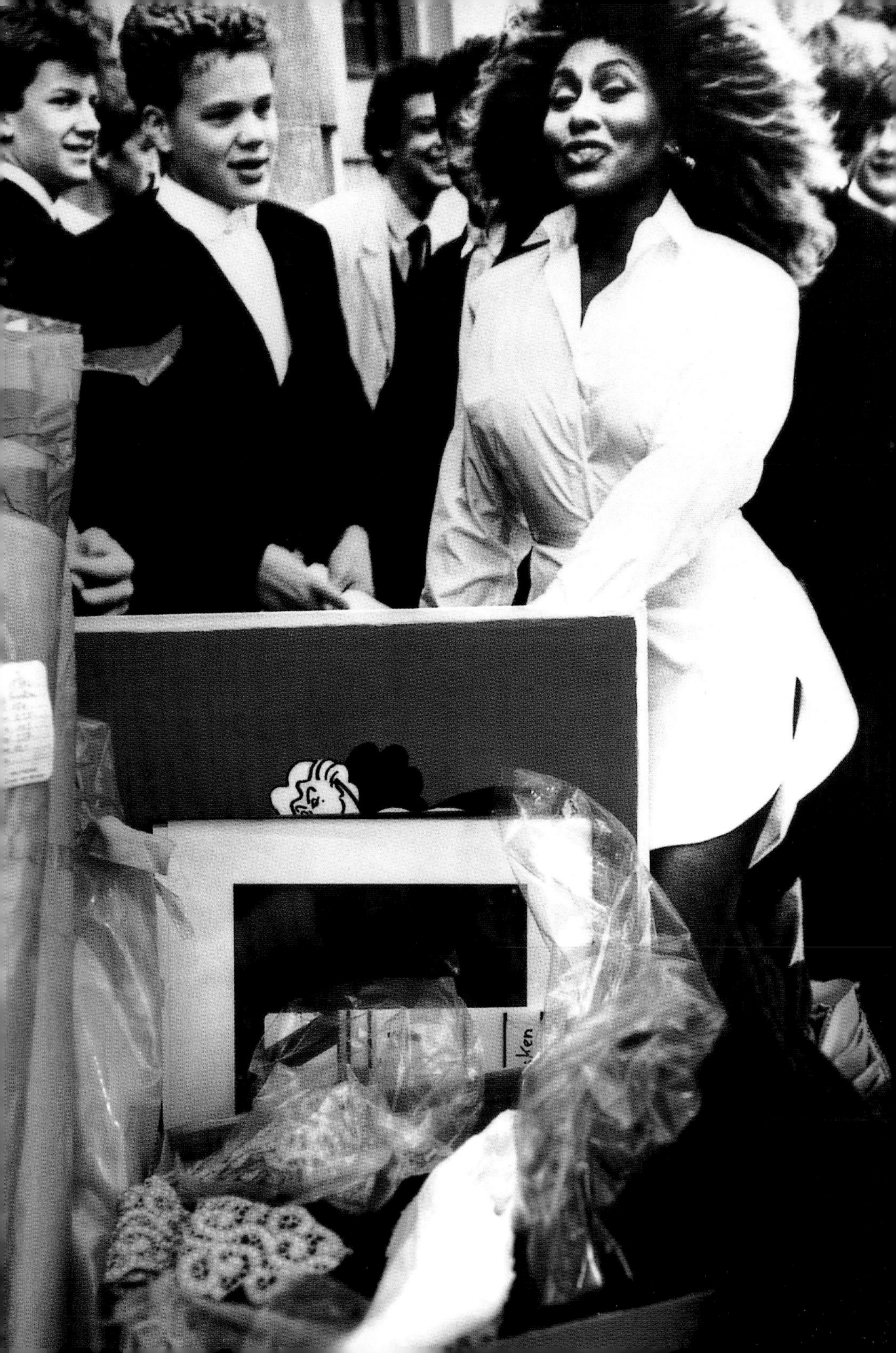

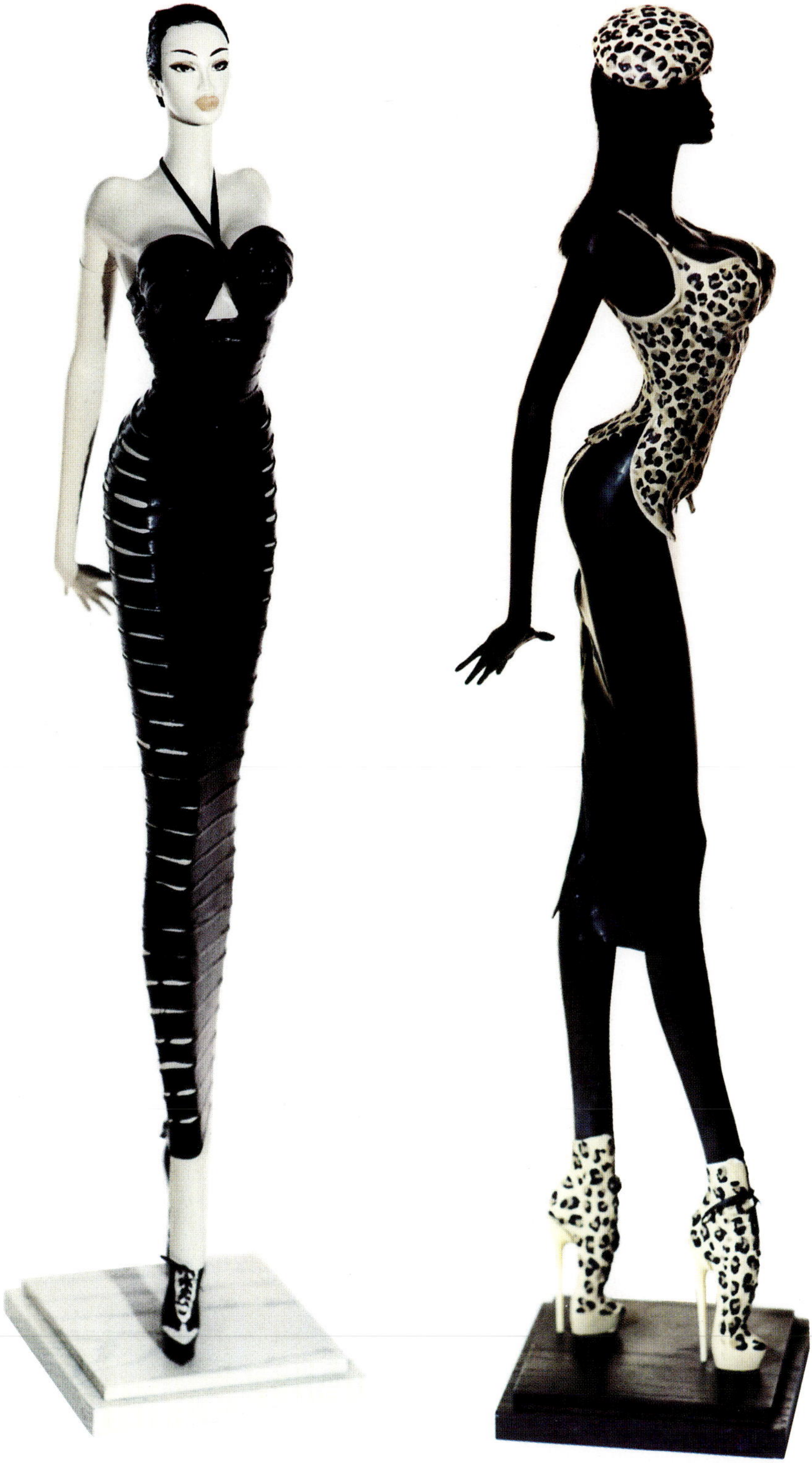

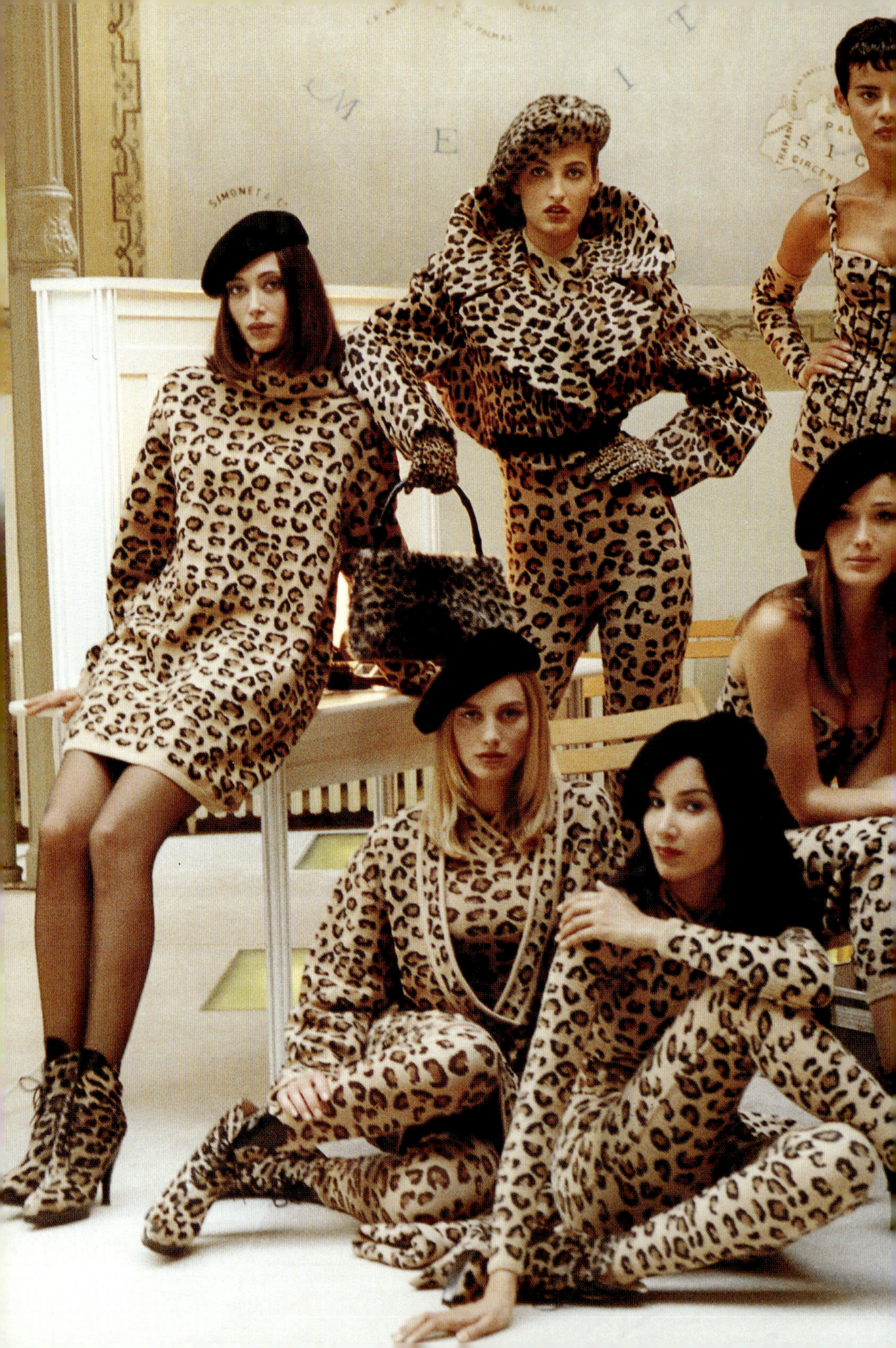

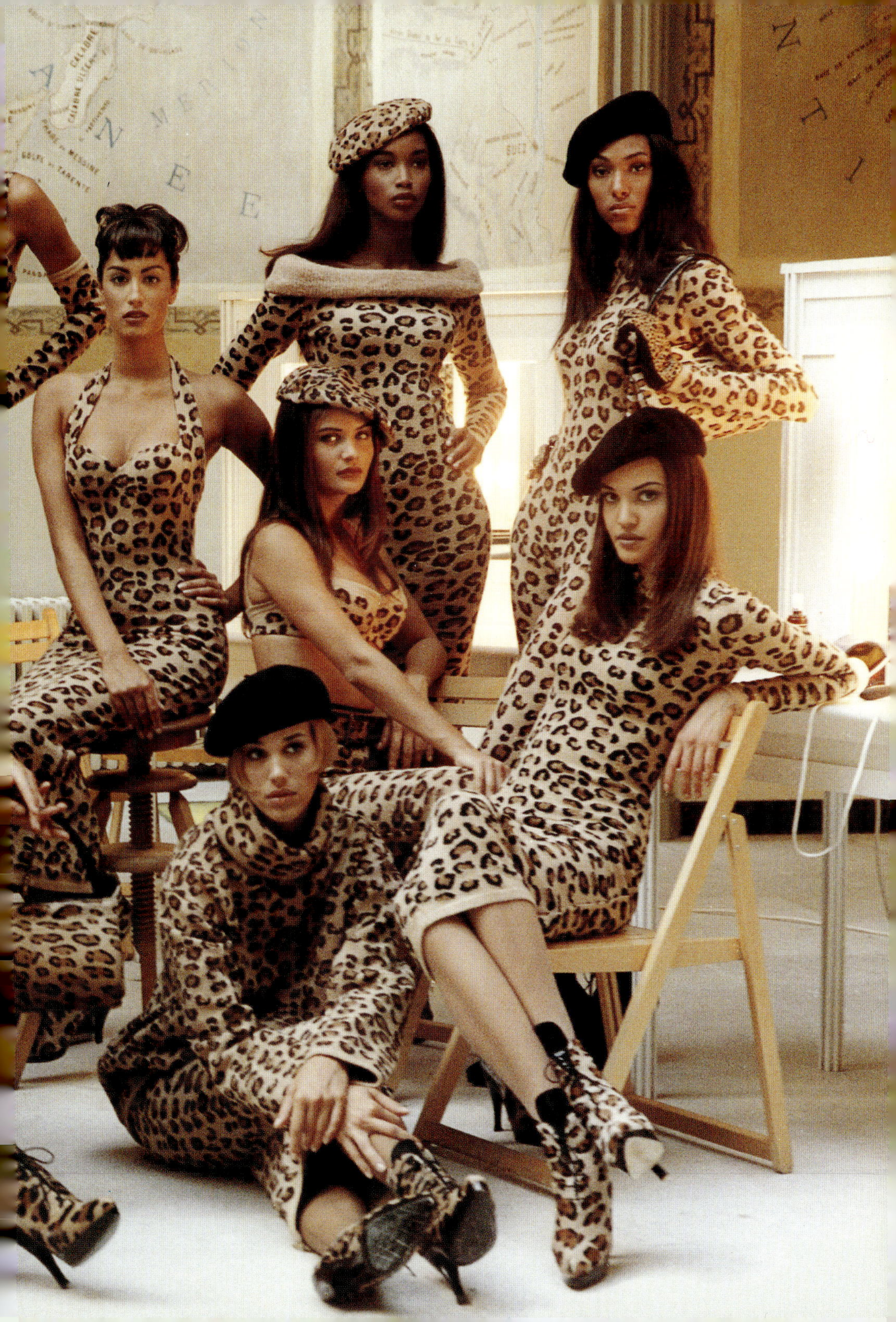

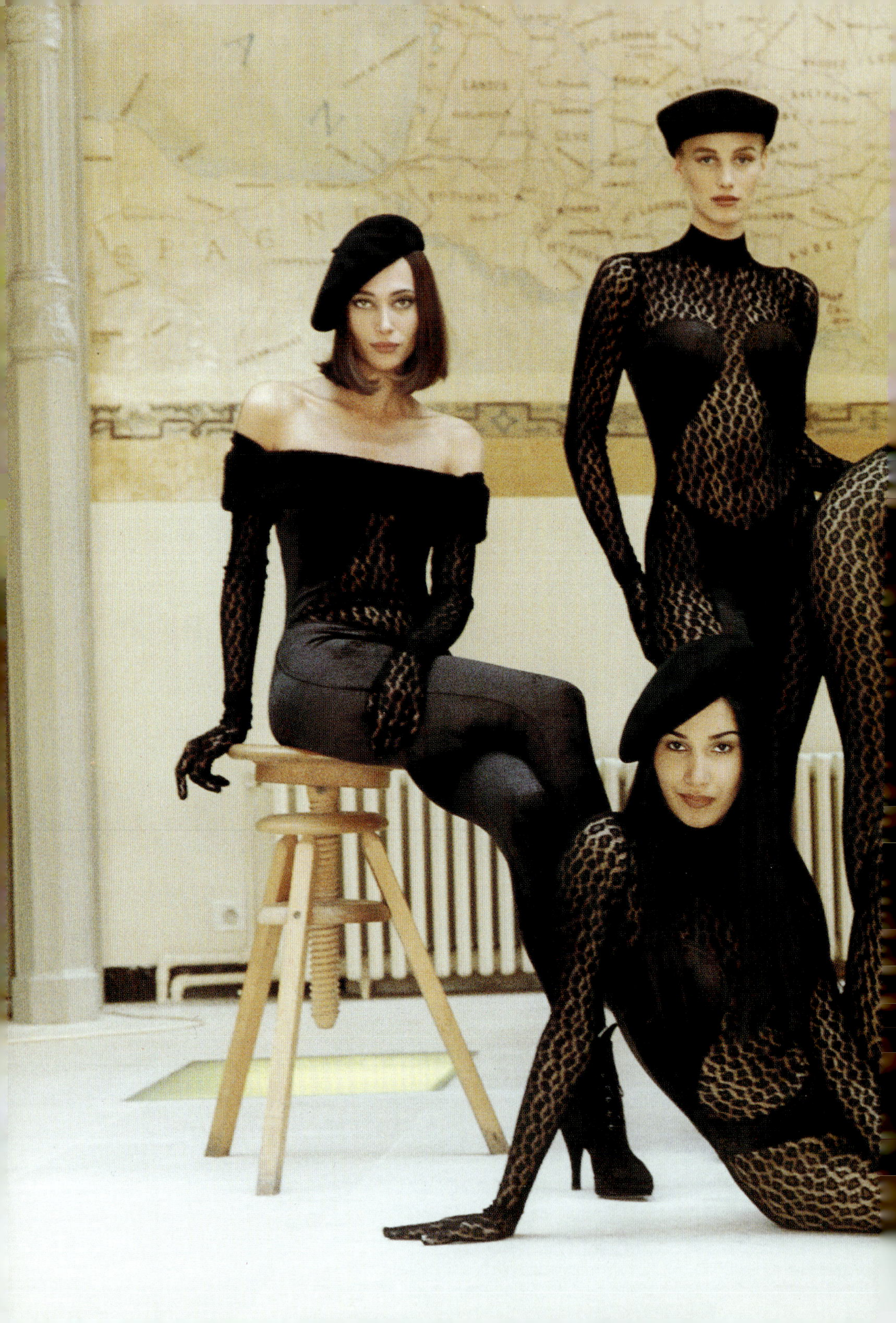

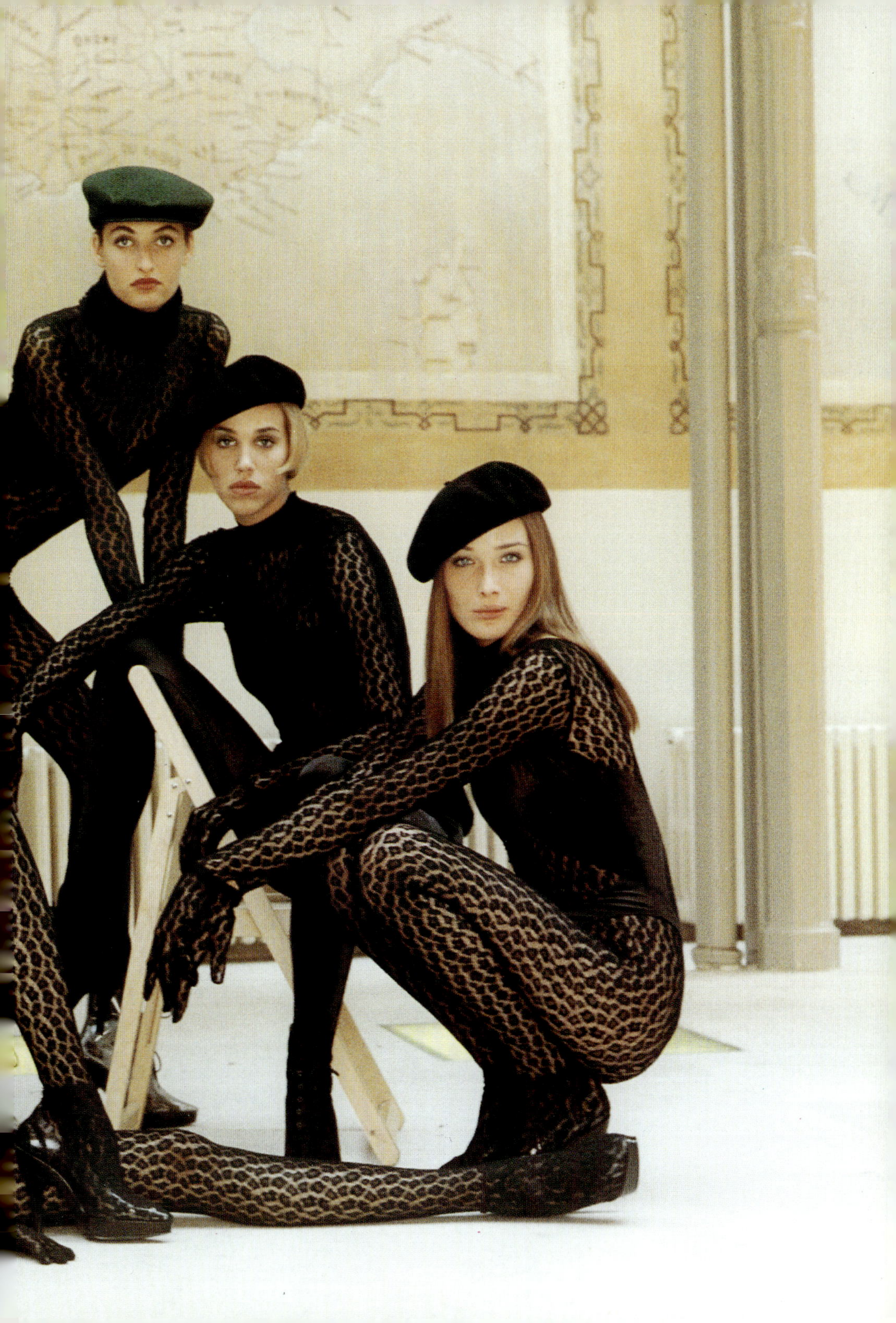

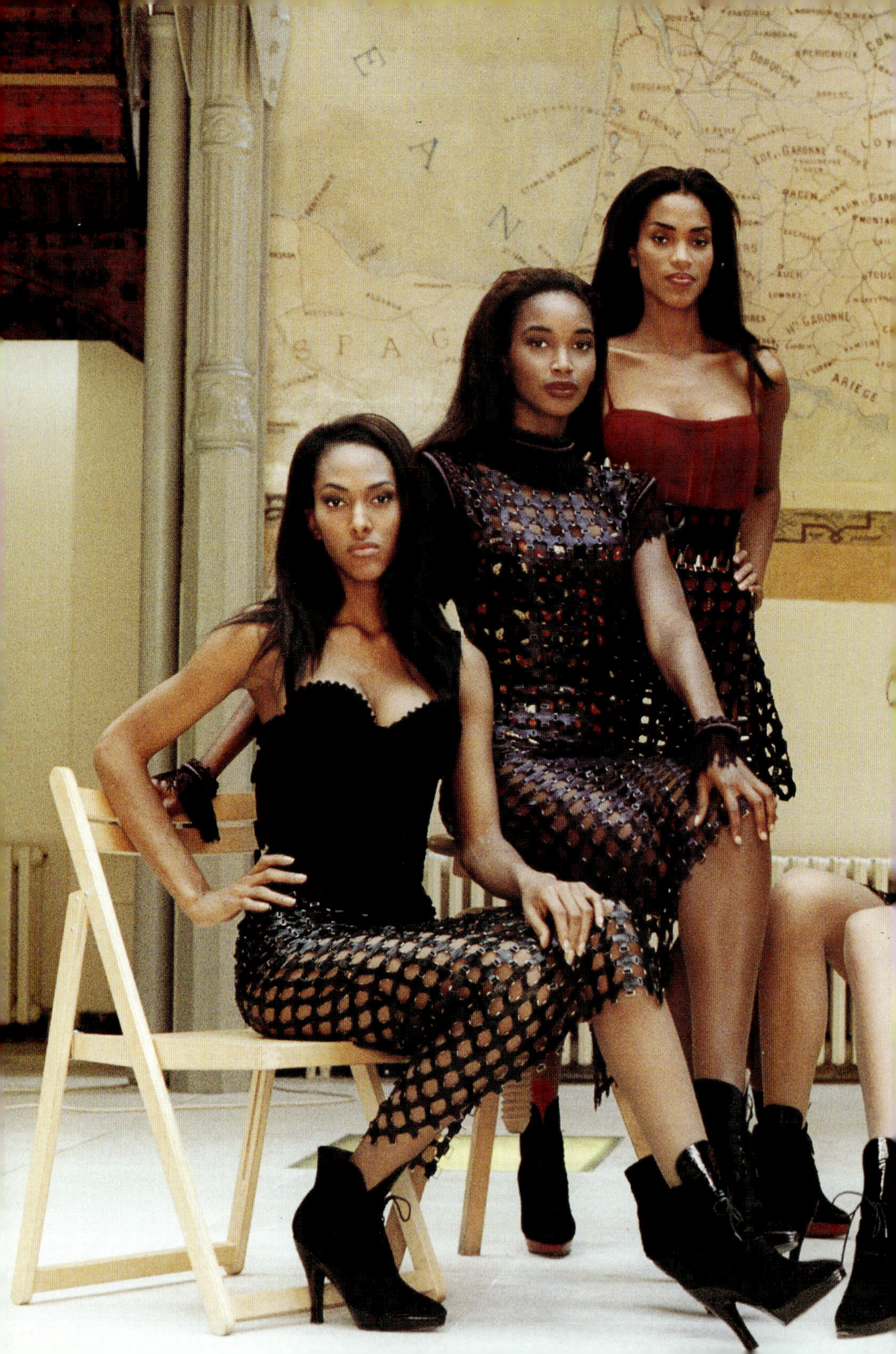
DORDOGNE
LOT-ET-GARONNE
AGEN
AUCH
Hte GARONNE
ARIÈGE

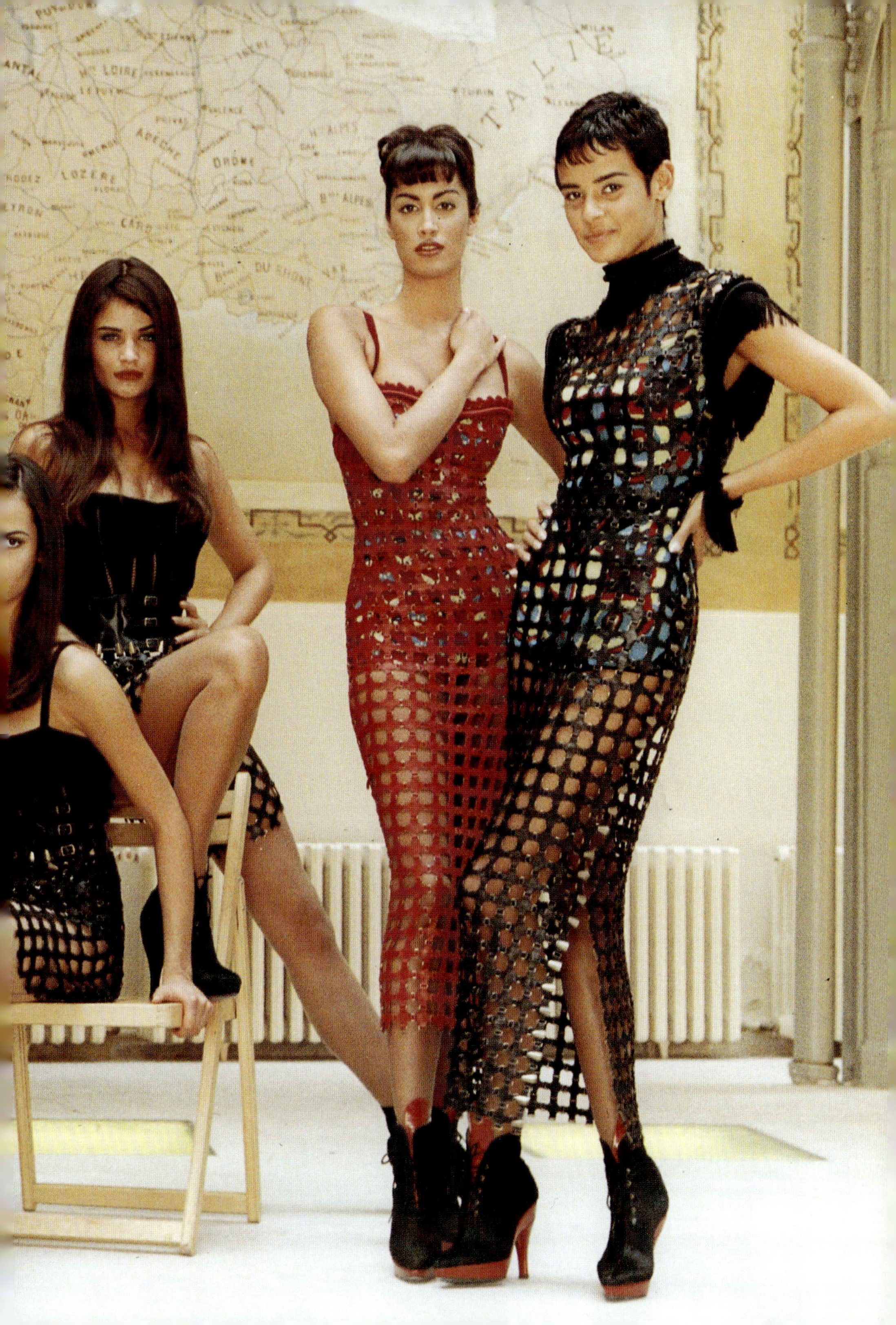
ITALIE
LOZERE
DRÔME

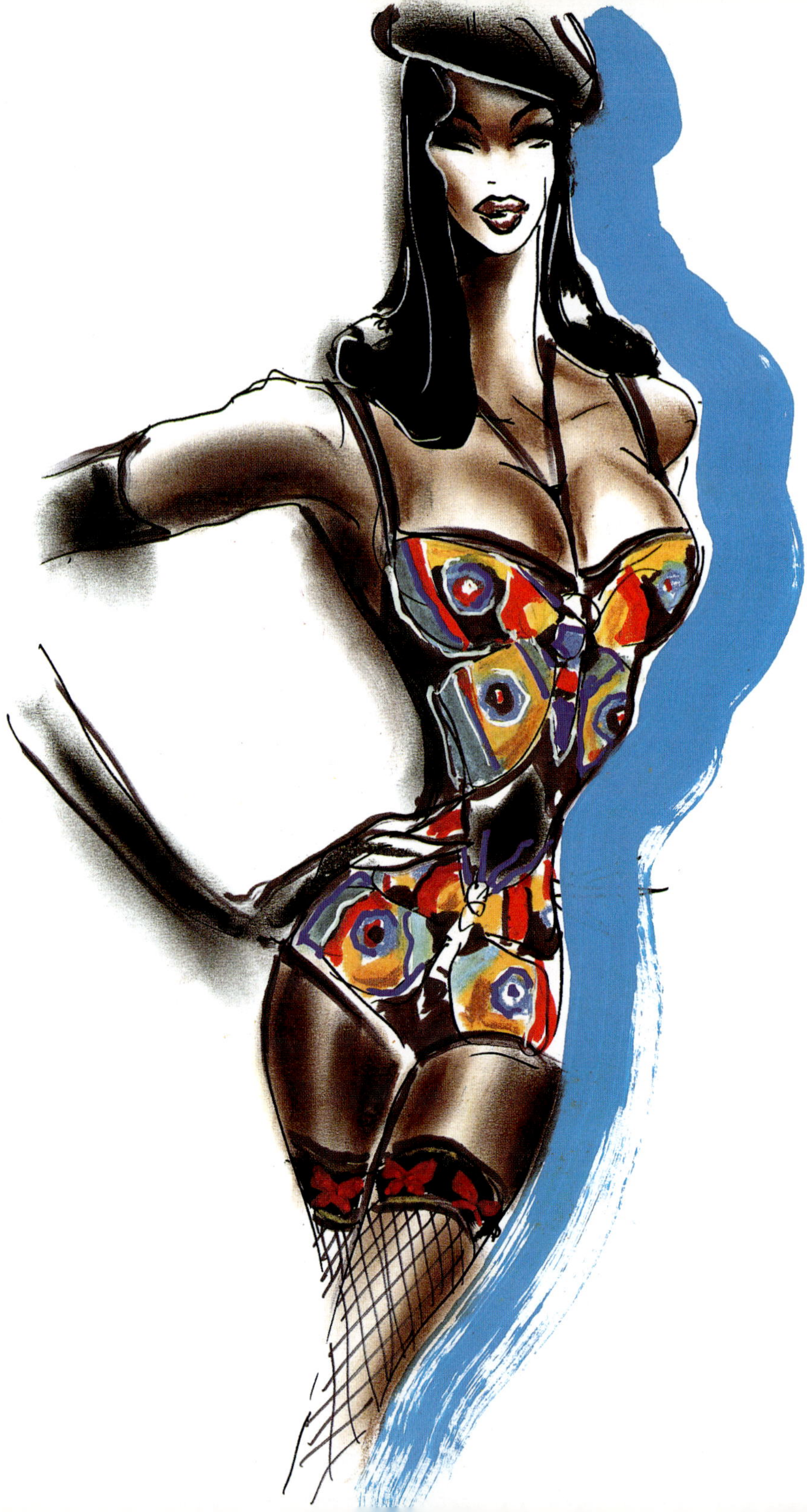

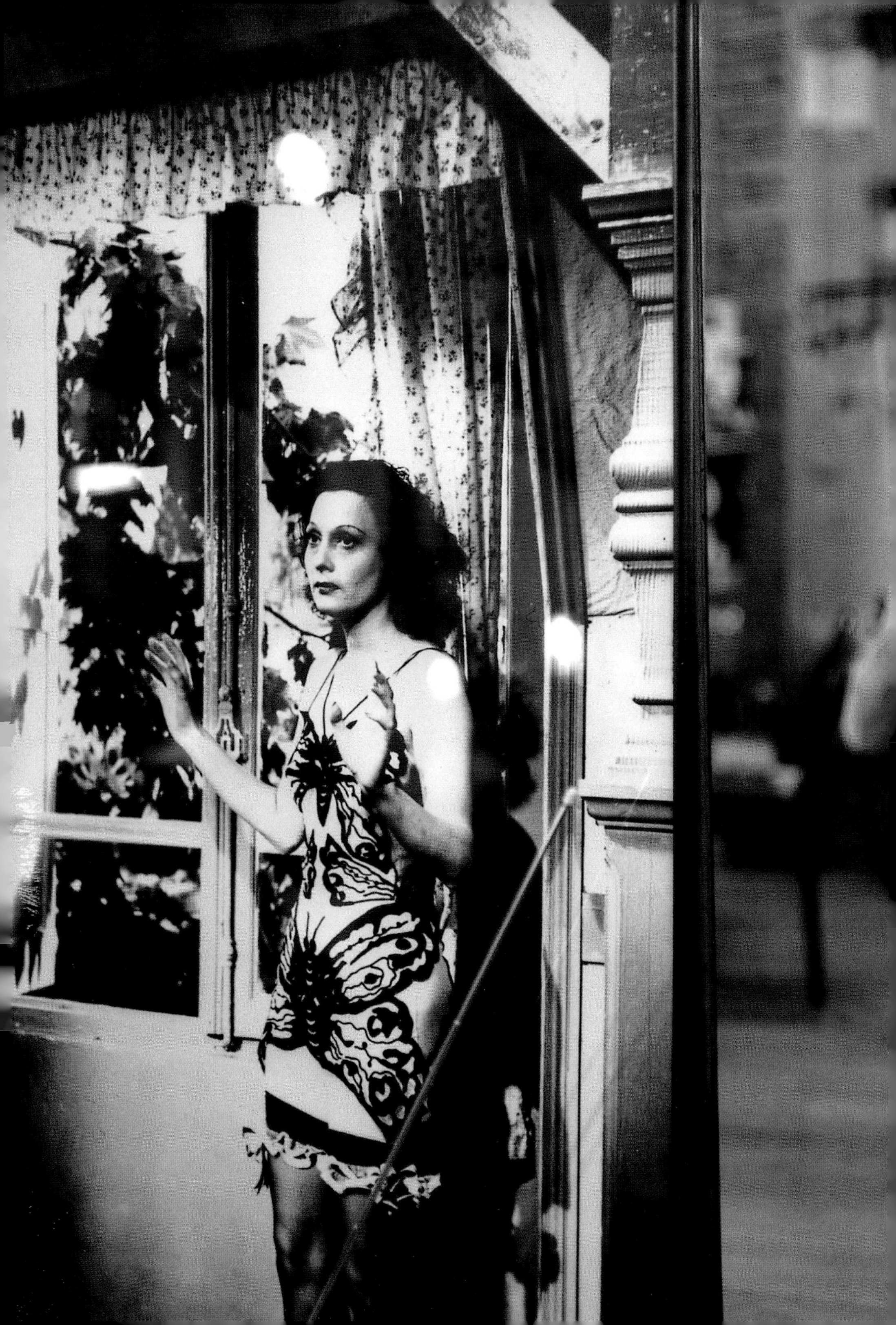

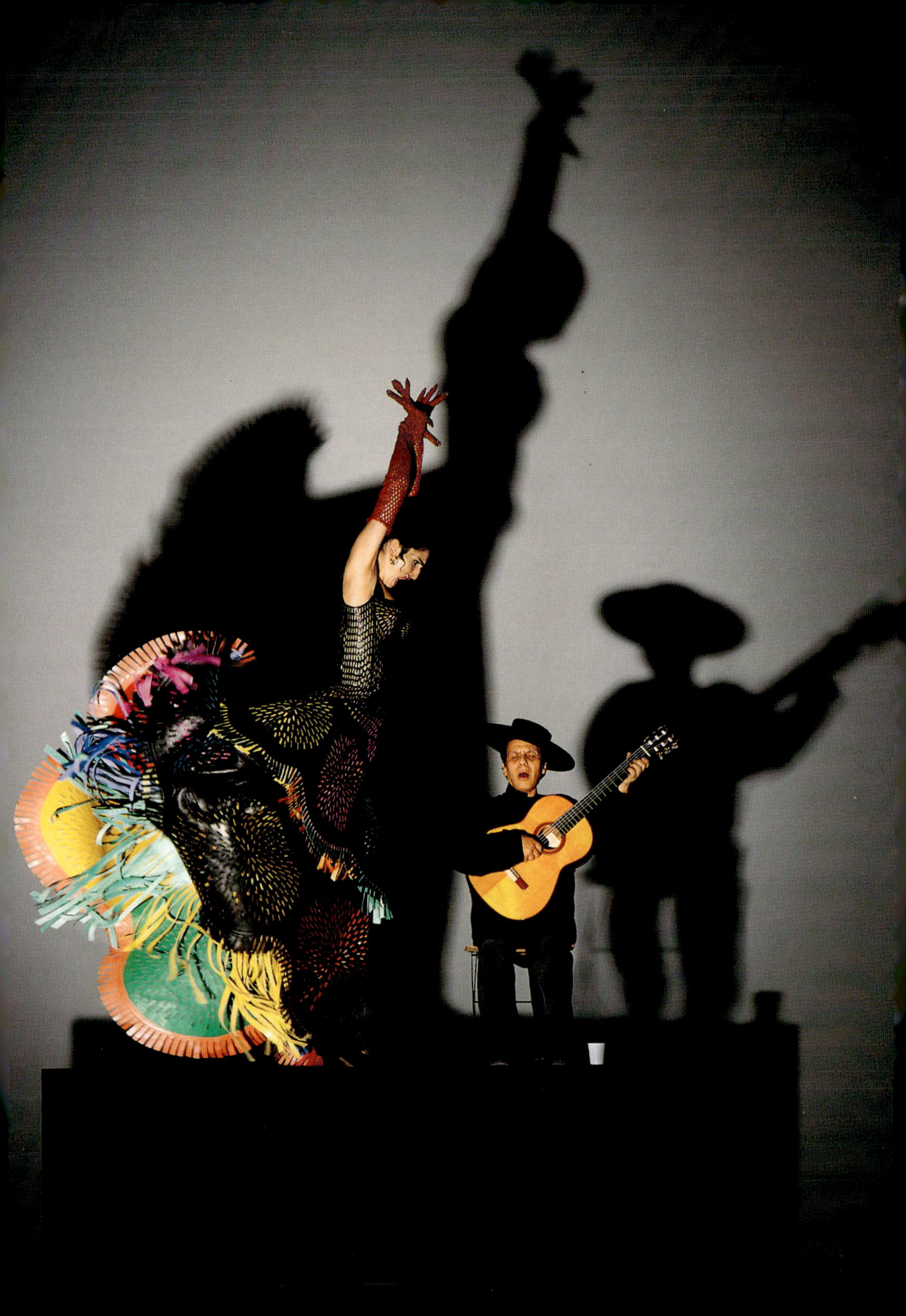

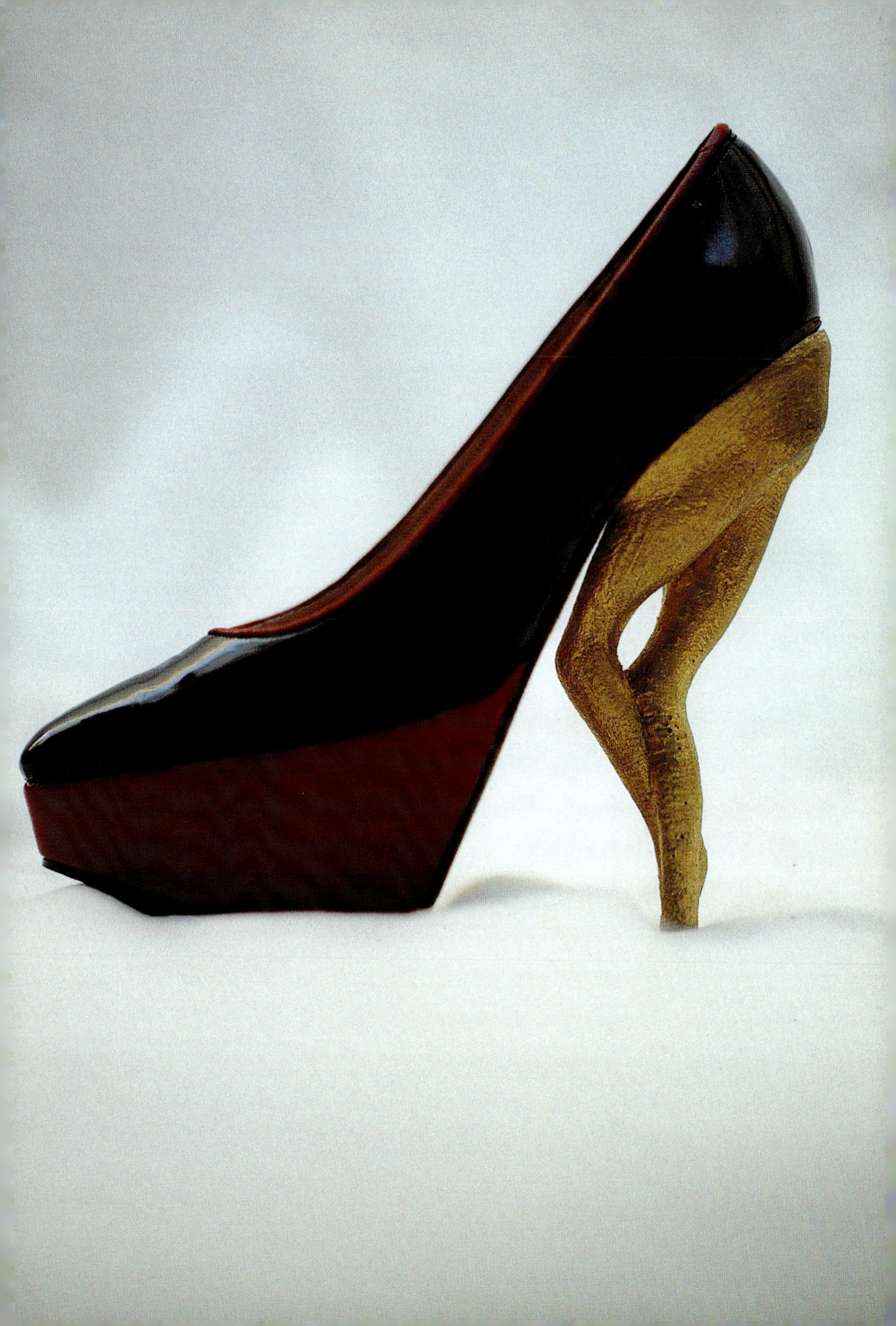

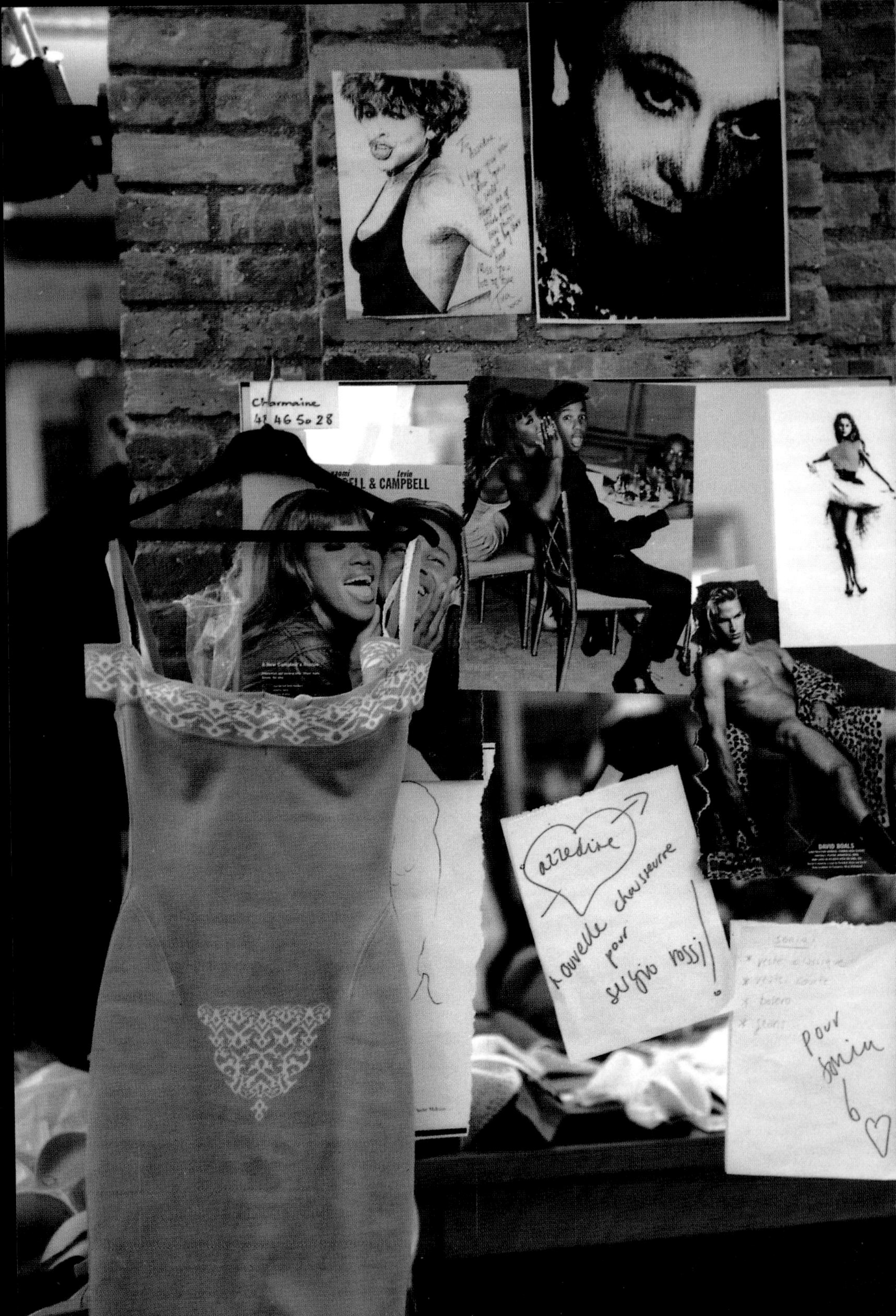
Charmaine
48 46 50 28
tevin
& CAMPBELL
DAVID BOALS
azzedine
nouvelle chausseure
pour
sergio rossi!
pour sonia

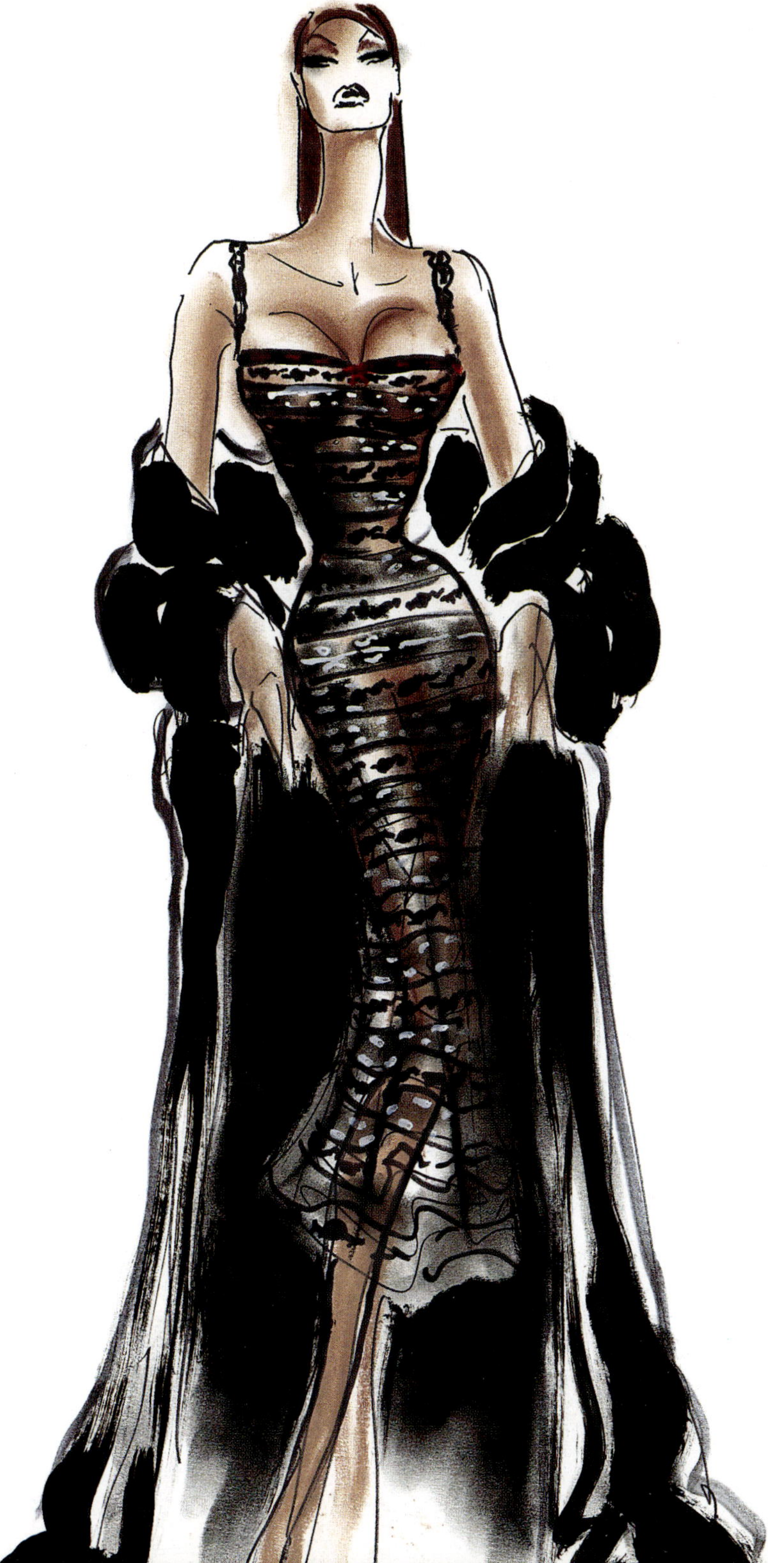

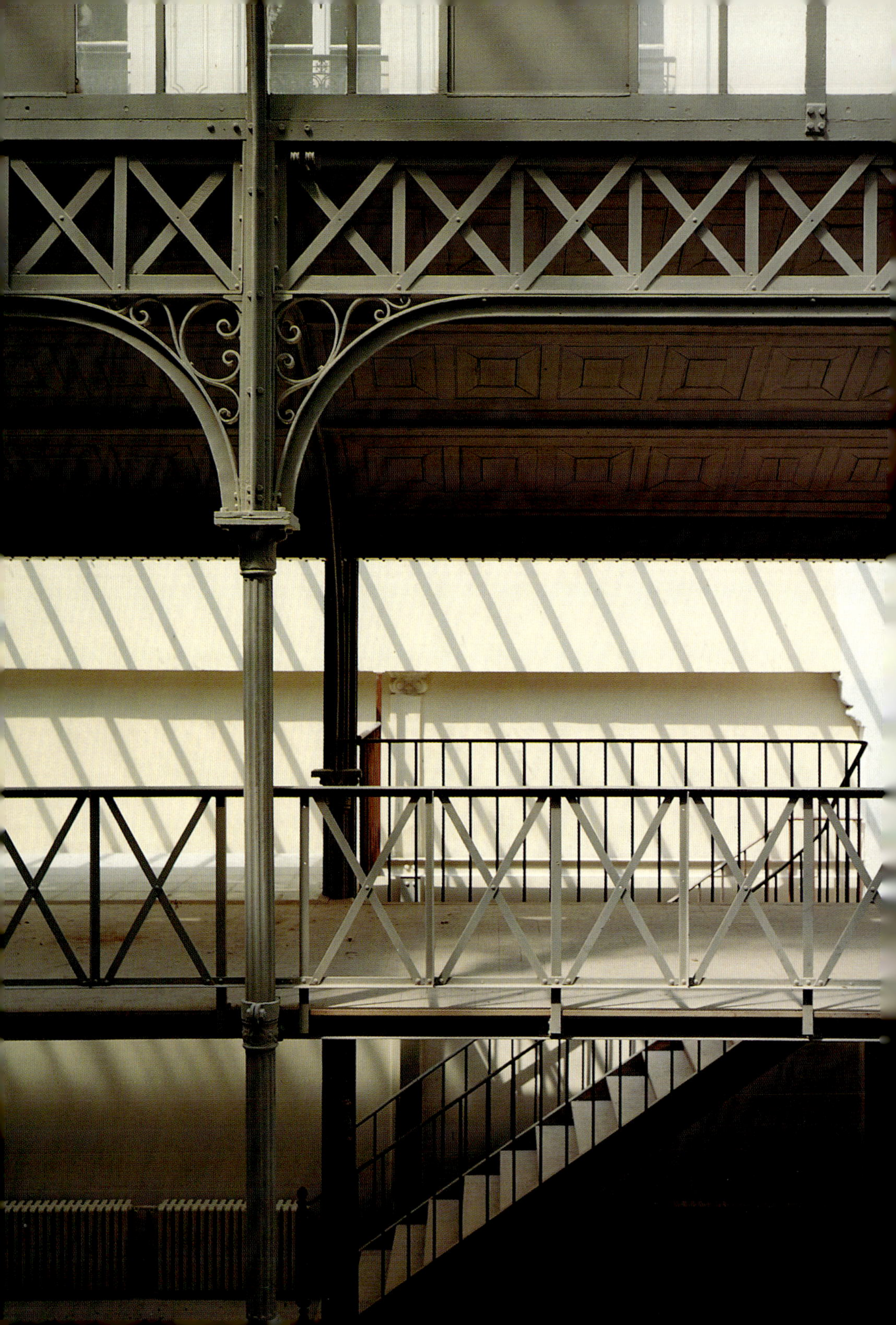

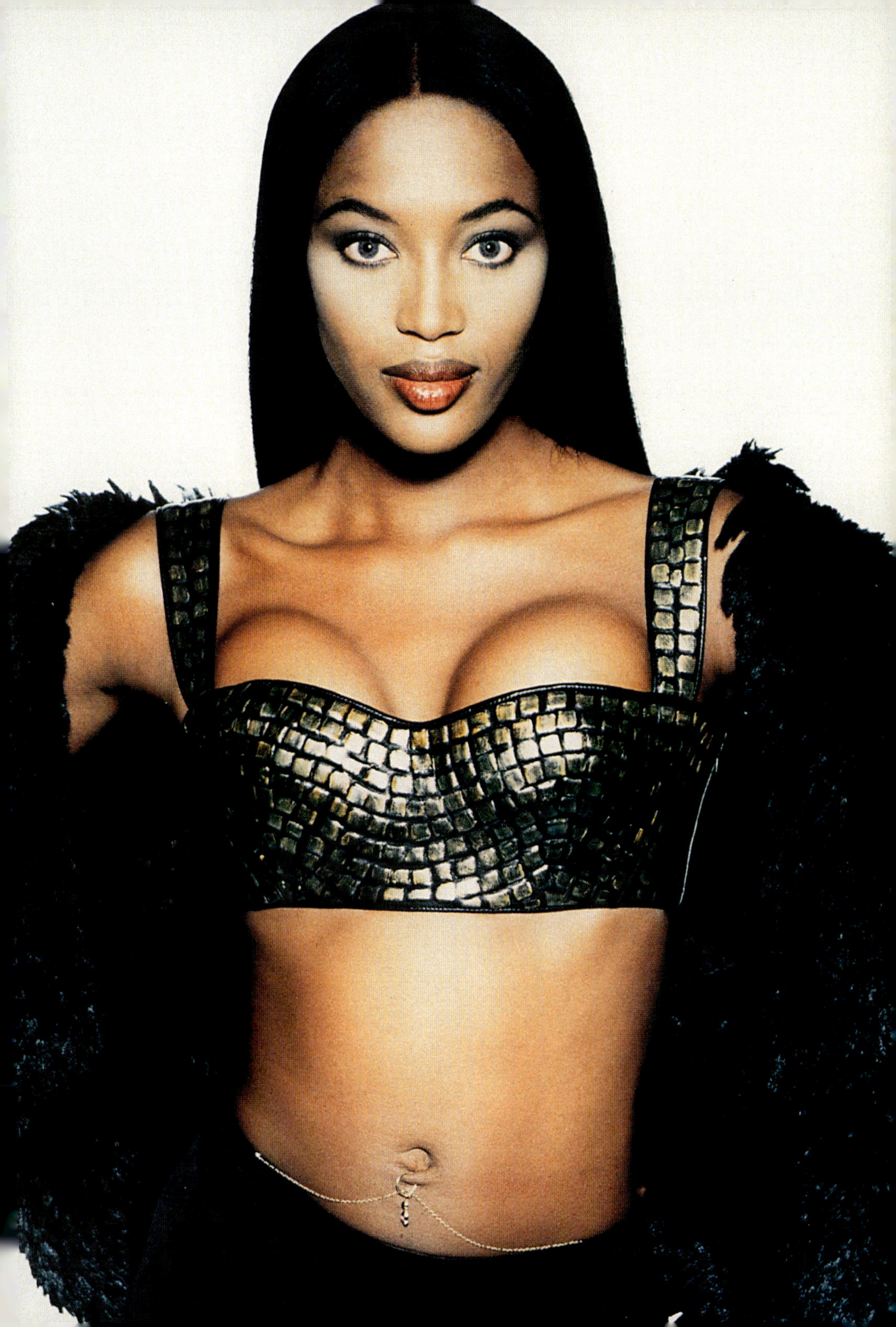

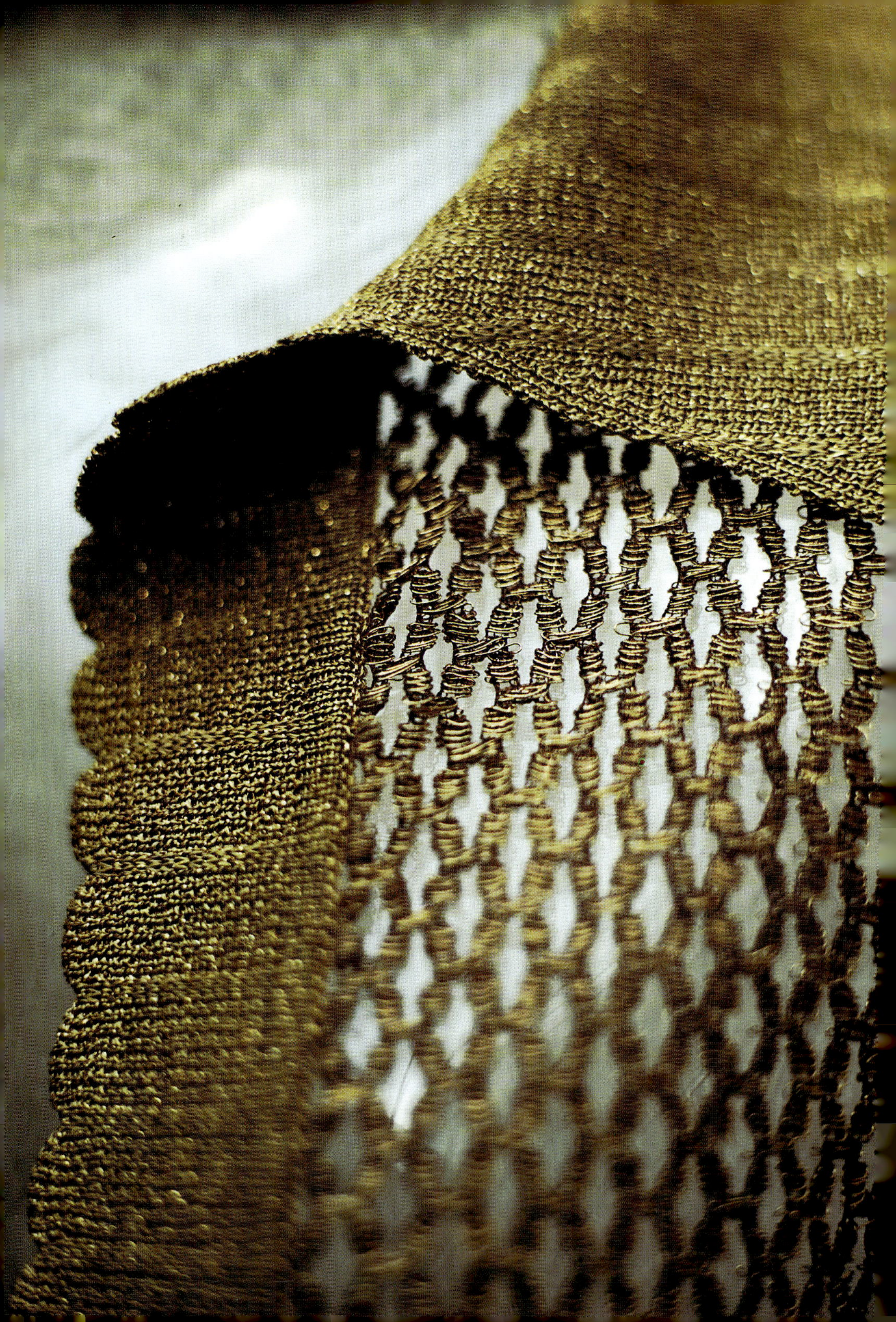

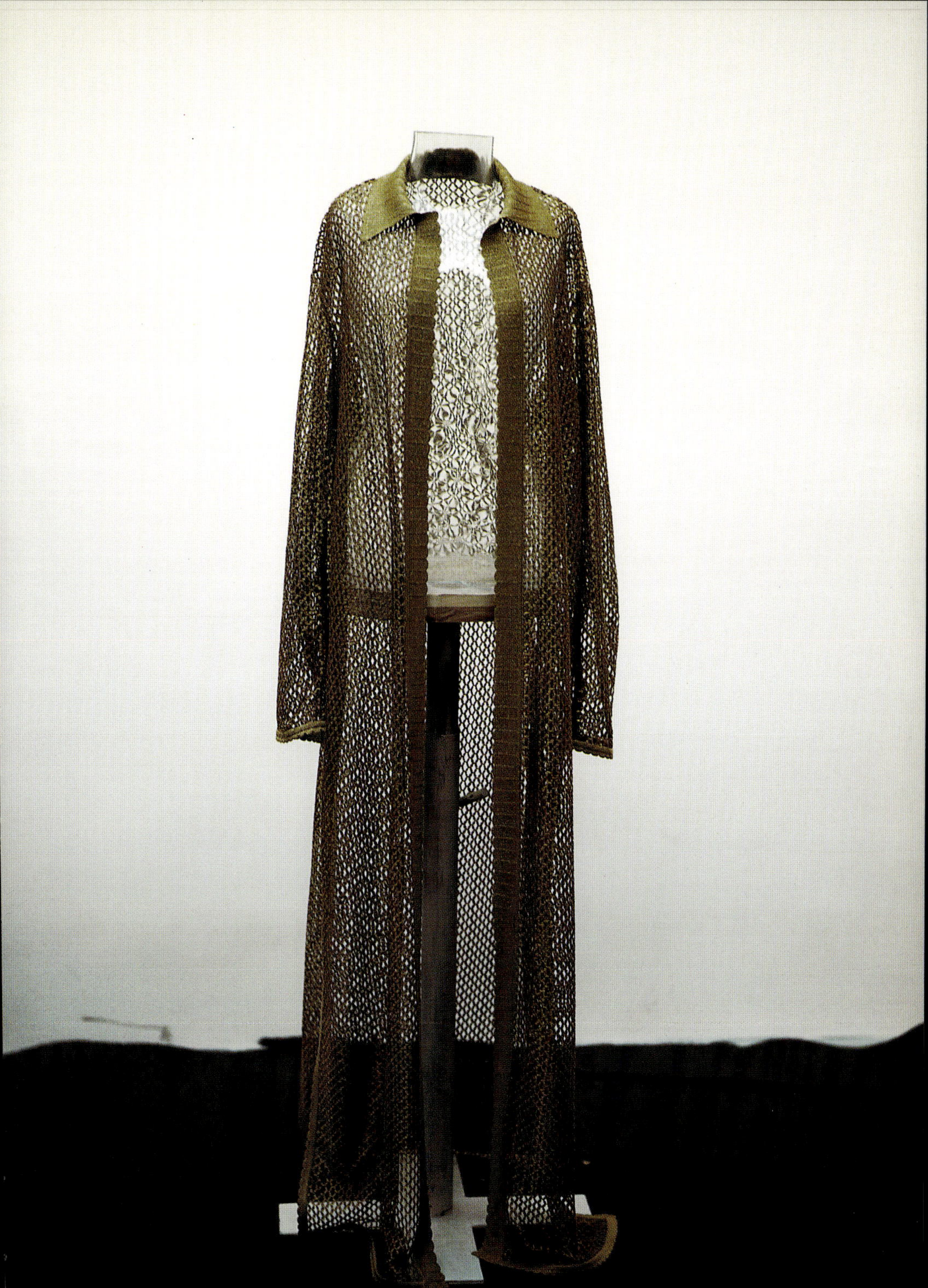

Für Farida, enge Freundin und langjähriges Modell, entwarf Azzedine Alaïa im Mai 1995 diesen Burnus für eine Schwangere. Photo: Jean-Marie Perrier, aufgenommen im Musée National des Arts d'Afrique et d'Océanie, Paris.

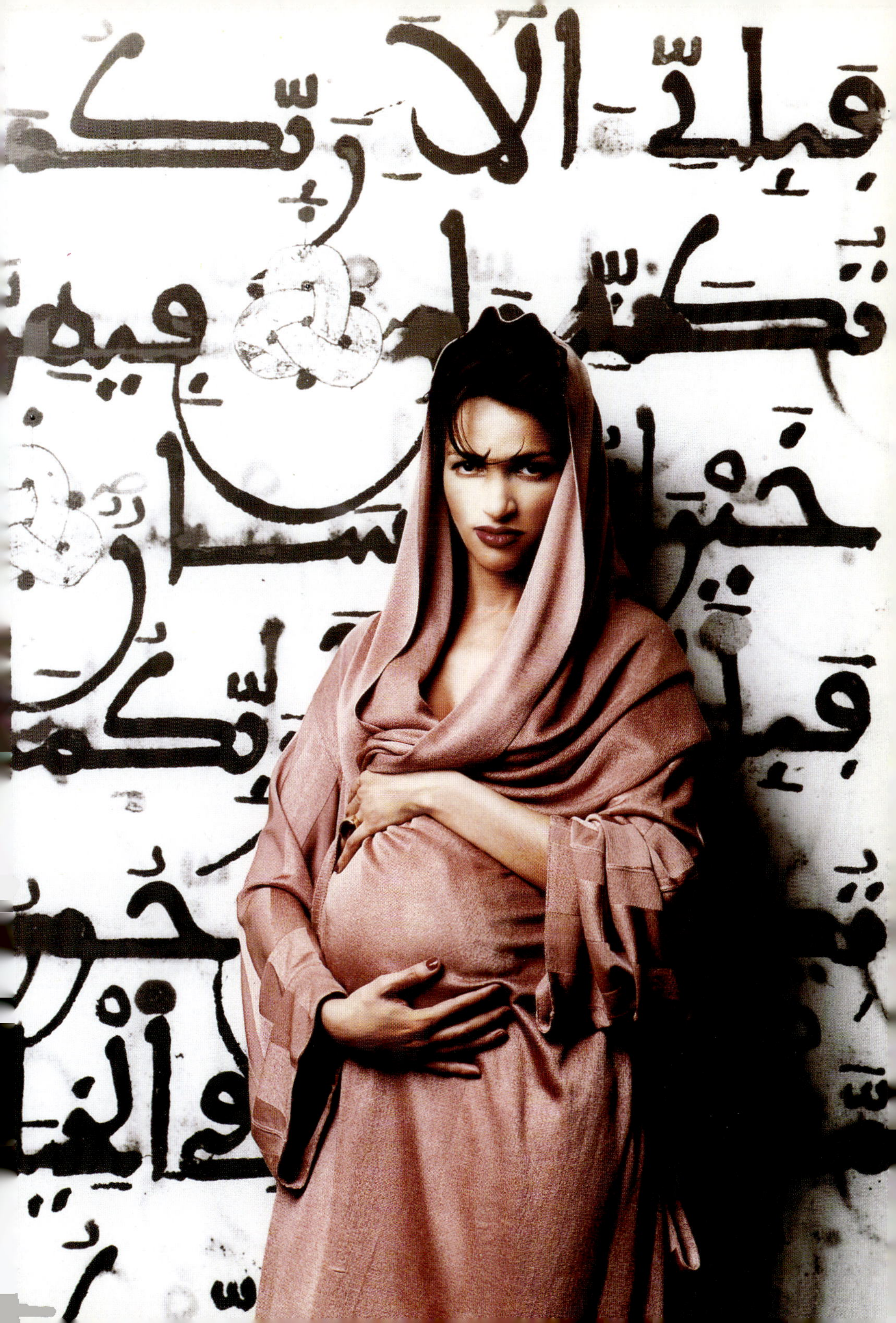

Biographie

Azzedine Alaïa wird in Tunesien geboren. Noch während er an der Kunstakademie von Tunis Bildhauerei studiert, eignet er sich die Grundbegriffe des Schneiderhandwerks an und beginnt, die weibliche Prominenz von Tunis einzukleiden. Er kopiert für sie die Modelle der Pariser Haute Couture.

1957 Alaïa kommt nach Paris.
Auf Empfehlung einer Kundin beginnt er bei Christian Dior, wo er nur fünf Tage bleibt.
Anschließend arbeitet er für zwei Saisons bei Guy Laroche. In seinen Ateliers macht er sich mit den Geheimnissen und Regeln der Haute Couture vertraut, die er endgültig als seine wahre Berufung erkennt.

1960 - 1970 Dank seiner Kontakte in Tunis gelingt es Azzedine, sich einen privaten Kundenstamm aufzubauen, für den er nach Maß schneidert.
Auf Initiative einer seiner Kundinnen, Simone Zehrfuss, Gattin des Architekten Bernard Zehrfuss, zieht er in die Rue de Bellechasse Nr. 60, seine erste Atelier-Wohnung, in der er bis 1984 bleibt.
Bei Simone Zehrfuss begegnet Alaïa Louise de Vilmorin, Lyrikerin, Romanautorin, eine Frau von Welt und Esprit. Er wird ihr Freund und Vertrauter. Sie führt ihn in die mondäne Pariser Gesellschaft ein und führt ihm neue Kundinnen zu, unter ihnen auch Arletty.
Infolge der gesellschaftlichen Veränderungen nach '68 verliert die Haute Couture an Bedeutung. In den siebziger Jahren paßt sich Alaïa den neuen Forderungen der Zeit an und wendet sich einer jüngeren Kundschaft zu.

1980 Alaïa macht mit einem perforierten und genieteten Lackmantel auf sich aufmerksam, der in der Zeitschrift *Dépêche Mode* abgebildet wird.
Seit Beginn der achtziger Jahre arbeitet er an der Betonung von Busen und Decolleté, favorisiert den freien Rücken und die figurbetonte Linie, vorwiegend unter Verwendung neuer Materialien.

1981 Azzedine bringt unter eigenem Label seine erste Kollektion heraus. Der Body, den er bereits zu Jahresbeginn entworfen hat, erscheint erst in der Herbst/ Winter-Kollektion 1981-82.
Es folgen eine Reihe revolutionärer Modelle; die Presse interessiert sich vor allem für ein schwarzes Lederkostüm, das von zahlreichen internationalen Modemagazinen photographiert wird.

In den achtziger Jahren finden die Defilés in der Atelier-Wohnung des Modeschöpfers statt, um den sich inzwischen Journalisten, Schauspieler und Berühmtheiten aus aller Welt drängen.

1982 In New York würdigt ein großes Defilé, organisiert vom Warenhauskonzern Bergdorf & Goodman, die Arbeit Alaïas, der damit die Amerikanerinnen für sich gewinnt.
Die internationale Presse honoriert endlich einstimmig sein Talent.

1983 Charles Gallay eröffnet eine Boutique Azzedine Alaïa in Berverly Hills.
Von diesem Zeitpunkt an verkauft sich das Label, außerhalb von Paris, weltweit: bei Barneys in New York, in Chicago, in Los Angeles und Tokio, bei Neiman & Marcus in San Francisco, bei Les Créateurs in Genf und vor allem in den Boutiquen Joseph in London.

1985 Alaïa bezieht ein ehemaliges Hôtel im Marais-Viertel, in der Rue du Parc-Royal Nr. 17. Mit der Innenausstattung wird Andrée Putman beauftragt.
In diesen Jahren konzentriert sich Alaïa weiterhin auf das Decolleté. Er akzentuiert den Busen, kreiert das Kleid mit »gepushtem« Bustier, bringt den Stretch-Effekt auf, der durch ihn populär wird und in Mode kommt.
Winter 1984-85: das CAPC, Museum für Zeitgenössische Kunst Bordeaux, widmet ihm eine Werkschau.
September: Jean-Paul Goude inszeniert das Defilé im Palladium in New York.
Oktober: Alaïa erhält zwei Mode-Oscars.

1988 Alaïa eröffnet eine Boutique im New Yorker Stadtteil Soho. Der Maler Julian Schnabel entwirft die Ausstattung nach dem Vorbild einer Galerie für zeitgenössische Kunst.

1990 Alaïa bezieht ein ehemaliges Lagerhaus aus dem 19. Jahrhundert im Herzen des Marais, in der Rue de Moussy Nr. 7, und wieder übernimmt Julian Schnabel die Ausstattung.

1992 Alaïa lanciert die Antistreß-Strickmode »Relax«.

1995 Die Hochzeit von Stephanie Seymour findet im Haus des Modeschöpfers statt. Ihr Kleid, ein Alaïa-Modell, erforderte 1600 Arbeitsstunden.

Azzedine Alaïa

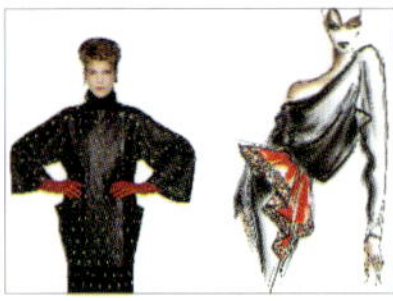

Revolutionär: das berühmte schwarze Lederkostüm, das 1981 die Presse auf Azzedine Alaïa aufmerksam machte und ihm den internationalen Durchbruch brachte. Hier präsentiert von Leslie Weener, photographiert von Toscani. © *Marie-Claire*.
Zeichnung von Thierry Perez, auf der der drapierte Nietengürtel abgebildet ist, eines der unentbehrlichen Accessoires des entscheidenden Jahres 1981.

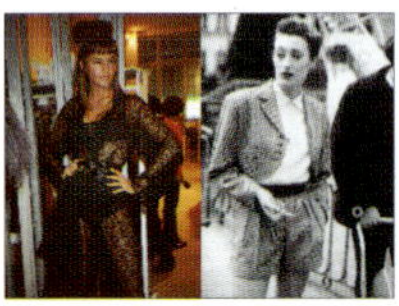

Helena Christensen trägt einen langen Morgenmantel »cadi dentelle« über einem schwarzen BH und einem Slip aus Baumwollsatin. Breiter Lochmustergürtel. Sommer-Kollektion 1992. © photo DR.
Modell »Hôtel du Nord«. Marie-Sophie Wilson in einem Bolero-Shorts-Kostüm in Hahnentrittmuster zu weißer Baumwollbluse. Photographiert von Peter Lindbergh, März 1988. Sommer-Kollektion 1988.

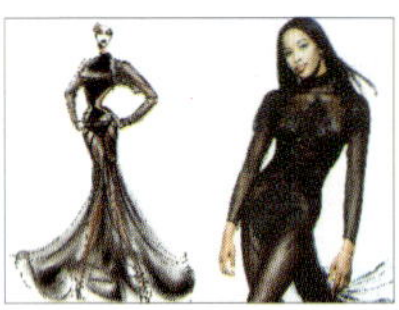

Gezeichnet von Thierry Perez und photographiert von André Rau: dieses lange Kleid aus schwarzem Mousseline mit eingearbeiteten Tattoo-Motiven wurde 1987 speziell für Naomi Campell entworfen und erforderte sechs Monate Arbeit. Eine doppelte Hommage an Madeleine Vionnet und Josephine Baker. Seit Naomi das Kleid auf ihrem ersten Defilé mit Alaïa präsentierte, besteht ihr Entdecker darauf, daß nur sie in diesem Modell photographiert werden darf. © Scoop/ *Elle* TopModel (Nr. 3, Jan. 1995).

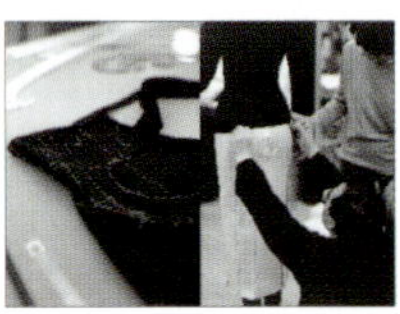

In der Hitze der Nacht: Alaïa greift wieder selbst zu Nadel und Faden, um letzte Hand an die einzelnen Prototypen seiner Kollektion anzulegen.
Rechts: der Modeschöpfer korrigiert den Hüftschwung eines Rocks aus der Sommer-Kollektion 1992. © photo DR.

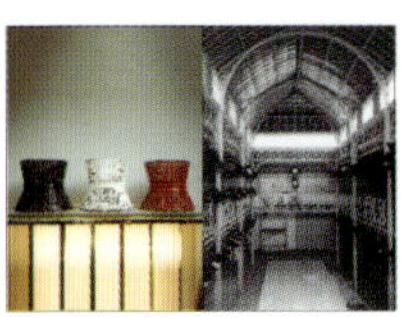

Wie ein Diabolo: Corsagen-Gürtel aus gefärbtem Leder mit Lochmuster, die auf einer der beiden Leuchtkonsolen aus Glas und Stahl stehen. In den neunziger Jahren von Sabino entworfen, stehen sie heute in Alaïas Eßzimmer. © photo DR.
Unter dem Glasdach seines Hauses, einer Eisenkonstruktion aus dem 19. Jahrhundert im Herzen des Marais, präsentiert Alaïa seine Kollektionen und empfängt Freunde. Die Halle wird hier gerade für ein Defilé vorbereitet. © photo DR.

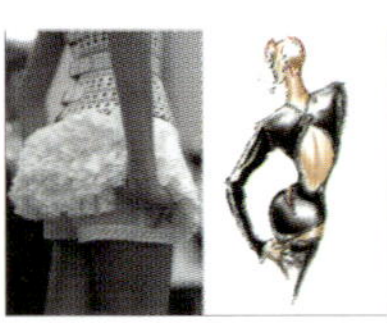

Unter einer perforierten Gürtel-Corsage ein Rüschenrock und Shorts aus englischer Lochstickerei von Saint-Gall. Sommer-Kollektion 1992. © photo DR.
Etuikleid mit ausgeschnittenem Rücken aus Wolljersey. Dieses Modell aus der Sommer-Kollektion 1981 gehört zu der ersten Serie von Jersey-Modellen mit Reißverschlüssen, die ganz nach Belieben Einblicke gewähren oder verwehren. Zeichnung von Thierry Perez.

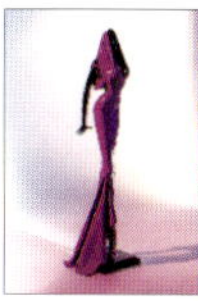
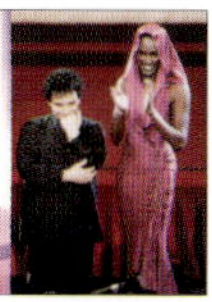

Dunkelhäutig: das Miniaturmodell eines Kleides, hier aus Latex, kreiert für Grace Jones anläßlich der Oscar-Verleihung für Mode 1985. Thierry Perez erdachte und formte diese »Puppen für Erwachsene«, deren Anatomie den Körperformen von Top-Models nachempfunden ist. © Marcel Hartmann
Grace Jones und Alaïa auf der Bühne der Pariser Oper, während der Oscar-Verleihung. Photo Deutsh Horvais. © Scoop *Paris Match*.

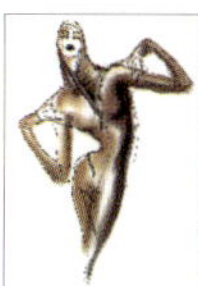
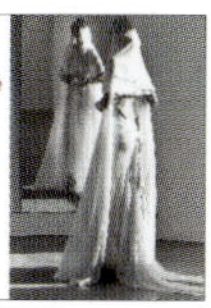

Kapuzenkleid aus schwarzem Wolljersey, versehen mit langen Reißverschlüssen, gezeichnet von Thierry Perez. Herbst/Winter-Kollektion 1986-87.
Zwischen Orient und Okzident: hauchdünnes Hochzeitskleid aus cremefarbenem Crêpe Georgette, eingefaßt mit einer dreifachen Reihe aus silbernen und goldenen Ösen. Aus einer Serie von Modellen mit Nieten der Herbst/Winter-Kollektion 1986-87. © photo DR.

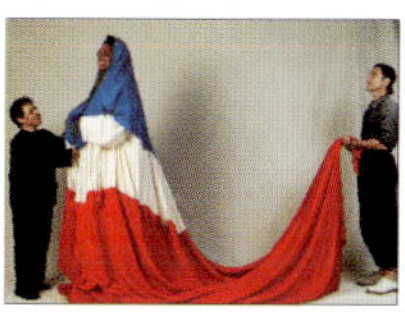

»La Marseillaise« war schwarz. Azzedine Alaïa bei der letzten Anprobe der rotweißblauen Tunika, die die amerikanische Sängerin Jessye Norman während der von Jean-Paul Goude inszenierten Feierlichkeiten zum 200. Jahrestag der Französischen Revolution am 14. Juli 1989 trug. Photo P. Perrin. © Sygma.

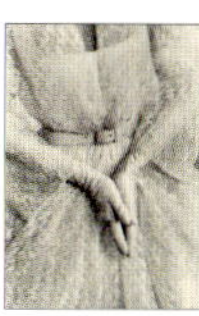
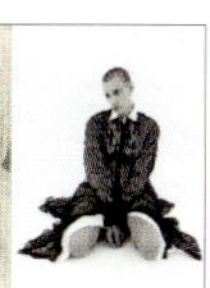

Hochzeitskleid aus gummiertem Tüll, eine Alaïa-Kreation von 1988, präsentiert von Marie-Sophie und photographiert von Peter Lindbergh.
Eve Salvail in einem Hemdblusenkleid aus transparentem schwarzen Mousseline mit applizierten Kreuz-Motiven. Es wird über einem langen Hemd aus weißem Baumwollpopeline getragen. Photo Jean Baptiste Mondino für die Sommer-Kollektion 1993.

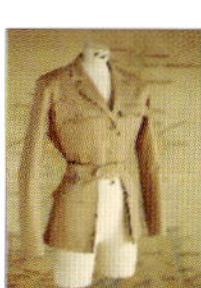
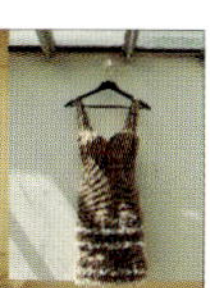

Modell Sahara mit aufgesetzten Taschen aus beigefarbenem Baumwollgabardin. Sommer-Kollektion 1990. Abgebildet in *La Mode en Peinture*, Nr. 16, Juni 1990. © photo DR.
Auf einem Bügel im Atelierlicht, ein Mini-Bustier-Kleid aus Schnur mit Muschelfransen. Sommer-Kollektion 1990. Abgebildet in *La Mode en Peinture*, Nr. 16, Juni 1990. © photo DR.

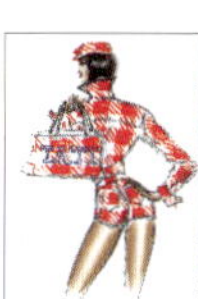
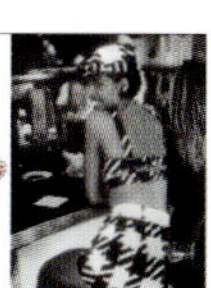

Look »Tati«: Shorts, Schirmmütze, Blouson und Handtasche aus Jeansstoff im »Tati«-Design, inspiriert von dem berühmten weißrosa Hahnentrittmuster des populären französischen Billigkaufhauses TATI. Zeichnung von Thierry Perez.
Star-Mannequin Christy Turlington präsentiert das gleiche Modell mit passendem Oberteil. Sommer-Kollektion 1991. Photo Patrick Demarchelier.

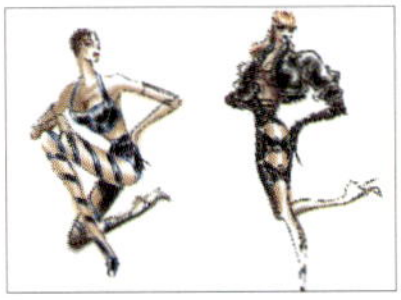

Die Essenz eines Stils. Zwei Illustrationen von Thierry Perez, der Alaïas Stilisierung des Weiblichen kongenial auf ihren erotischen Punkt bringt. Bustier und Shorts aus Jeansstoff (links) mit gewickelten Bändern, die Oberschenkel und Schuh verbinden. Sommer-Kollektion 1991. Bolero-Oberteil und Rock aus schwarzem Leder (rechts) mit breiten Aussparungen an einem Oberschenkel, gehalten von Metallschnallen. Herbst/Winter-Kollektion 1983-84.

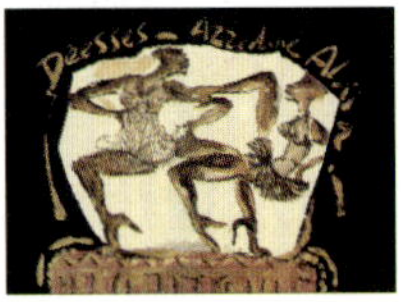

Perlenkleider und Baströckchen: eine Zeichnung von Hélène Tran für *La Mode en Peinture*, Nr.14, Februar 1989. © photo DR.

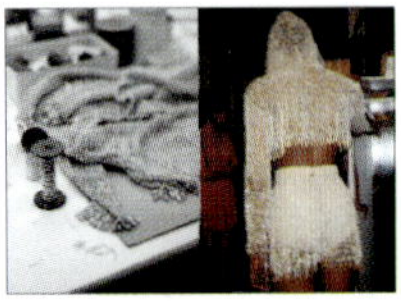

Eine handwerkliche Meisterleistung: das von Hand geflochtene und moirierte Kettenhemd in der traditionellen Makramee-Technik, die ursprünglich für Gebrauchsgegenstände eingesetzt wurde und auf die Azzedine zurückgreift für diesen Kapuzen-Bolero mit Hosenrock, beide mit Fransen aus Perlen. Zwischen den Maschen schimmern, wie Tautropfen, eingearbeitete Pailletten. Sommer-Kollektion 1992. © photo DR.

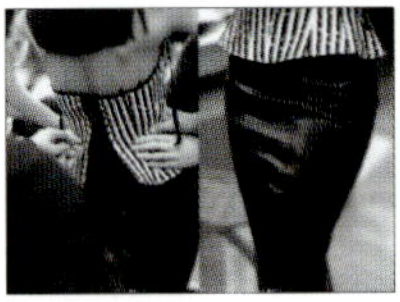

Schwarzweiß gestreifter Baumwollbustier über einem langen Rock aus schwarzem Lamm-Glacé-Leder, am Rücken zu schnüren. Sommer-Kollektion 1992. © photo DR.

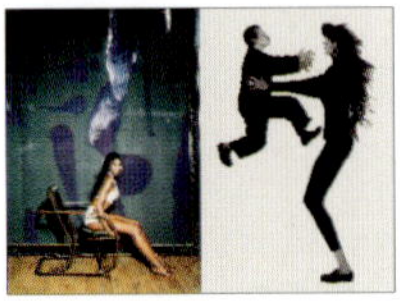

Der Künstler und sein Modell: in der Boutique Alaïa, vor einem Bild des Künstlers Julian Schnabel, präsentiert Naomi auf einem Art Déco-Stuhl ein Bustier zu Shorts aus Guipure-Spitze. Sommer-Kollektion 1992. Photo A. Rau. © *Elle* TopModel.
Doppelportrait Azzedine Alaïa und Farida, aufgenommen 1987 von Jean-Paul Goude. Die verrückte Komik des Trickeffekts brachte es auf die Titelseiten zahlreicher großer Magazine. © Jean Paul Goude.

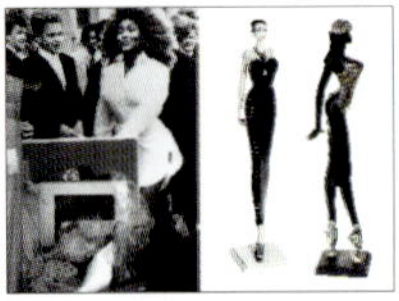

Buntes Durcheinander in einem Winkel des Studios: ein Poster der Sängerin Tina Turner (Photo aus den achtziger Jahren, aufgenommen in London von Michael Roberts), eine Freundin Alaïas und der erste Star, den er auf der Bühne und privat anzog.
Puppen von Thierry Perez. Links ein langes Bustier-Kleid mit elastischen Bändern (1985), rechts ein Bustier im Leopardenmuster mit passenden Stiefeletten und Béret (Herbst/Winter 1991-92). © Marcel Hartmann.

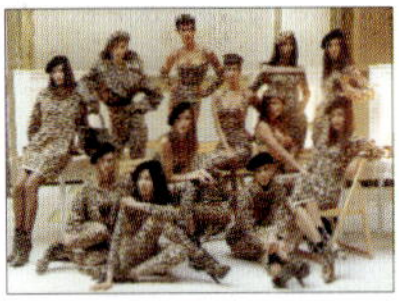

Die Raubtiere sind los: Modellserie im Leopardenlook, entworfen für die Herbst/Winter-Kollektion 1991-92. Stehend, von links nach rechts: Tereza Maxova, Nadège, Beverly Peele, Deon Bray. Sitzend, von links nach rechts: Irène Pfeiffer, eine schöne Unbekannte, Gourmit, Carla Bruni, Yasmin Ghaury, Emma S., Helena Christensen und Claudia Mason. Photo Jean-Baptiste Mondino, aufgenommen bei Azzedine Alaïa.

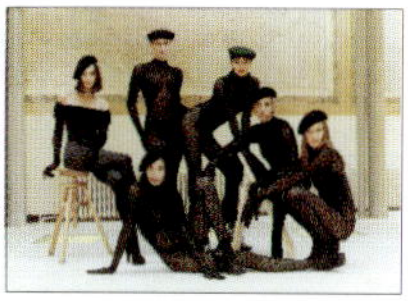

Aufgenommen von Jean-Baptiste Mondino in Alaïas Atelier 1991. Einige der Mannequins, die in den neunziger Jahren Karriere machen werden, präsentieren Varianten eines Ensembles aus schwarzer elastischer Spitze im Leopardenmuster mit eingearbeiteten Samtpassen. Herbst/Winter-Kollektion 1991-92.

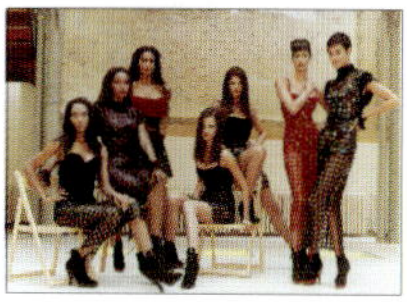

Gruppenportrait zur Präsentation der Lederserie »grillages« (Gitter), Herbst/Winter-Kollektion 1991-92. Das gestanzte Leder wird über einem Unterkleid aus Jacquardgewebe mit Schmetterlingsmotiven getragen; die einzelnen Lederteile sind durch viereckige Metallglieder lose verbunden. Dazu schwarze, hochhackige Stiefeletten aus Fohlenleder. Photo Jean-Baptiste Mondino.

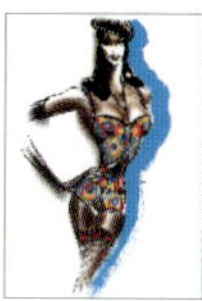
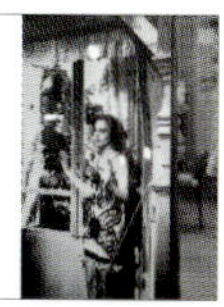

Eine Zeichnung des Künstlers Thierry Perez, der viel mit Alaïa zusammenarbeitet. Hier für die Frühjahr/Sommer-Kollektion 1992, ein Body aus Jacquardgewebe mit Schmetterlingsmotiven, inspiriert von einem Unterkleid von Arletty (rechts).
Arletty in dem Film *Tempête*. Als enger Freund der berühmten Schauspielerin hatte Alaïa oft Gelegenheit, für sie zu arbeiten. Ihre natürliche Eleganz wird er immer als eine seiner Hauptinspirationsquellen betrachten. © photo DR.

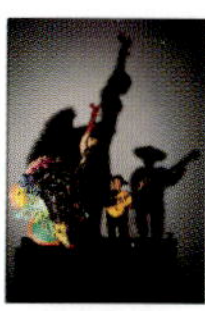
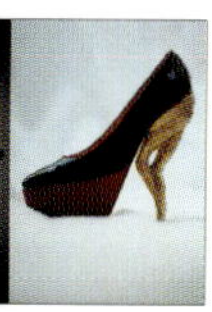

»Zigeunerlook«: photographiert von Jean-Paul Goude anläßlich der Ausstellung *Modes Gitanes*, 1994. Bustier-Kleid aus schwarzem, durchbrochenem Leder, hinten geschnürt, unter dem die bunten Lederfransen des Unterrocks zum Vorschein kommen. Hier getragen von der Flamencotänzerin Mercedes Metal. © Echo International
Pumps mit Bein-Absatz aus schwarzem Lackleder und Absatz aus modelliertem Harz, eine Spezialanfertigung des Schuhmachers Raymond Massaro für Alaïa.

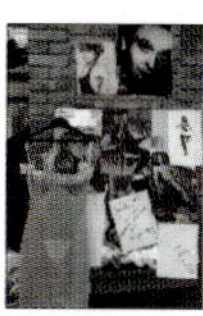
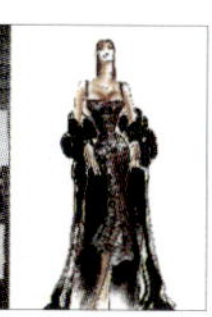

Erinnerungsstücke, die Azzedine in seinem Studio begleiten: Arletty in *Les visiteurs du soir*, Photos mit Widmungen von Tina Turner, Naomi Campbell, Veronica Webb und anderen Freunden. Auf einem Kleiderbügel: langes Etuikleid aus Baumwollstretch mit U-Boot-Bustier aus der Sommer-Kollektion 1992. © photo DR.
Langes Bustier-Kleid aus elastischer Spitze. Illustration von Thierry Perez für die Sommer-Kollektion 1993.

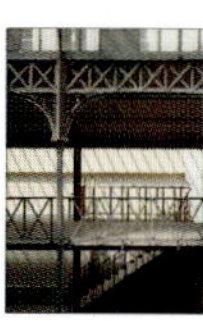
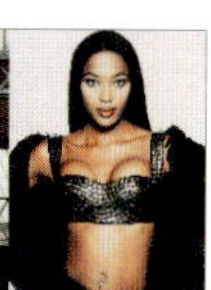

Die doppelstöckige Halle der Alaïa-Residenz im Marais, die Boutique, Ladenlokale, Studio und Privatwohnungen enthält. © photo DR.
Naomi Campbell, weltberühmtes Top-Model, die von Alaïa als Teenager entdeckt wurde. Sie trägt hier ein Bustier aus bronzefarbenem Leder in Mosaikmuster zu schwarzen Overknees und einem Bolero aus Acetatgewebe. Kollektion Herbst/Winter 1994-95. Photo André Rau, Januar 1995. © Scoop/*Elle* TopModel

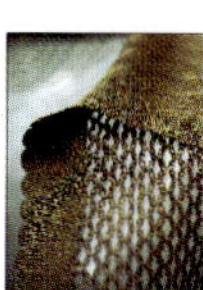
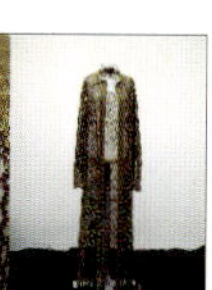

Zeitlos und orientalisch. Über einem Glastorso, gefertigt von CIRVA in Marseille, ein langer, schmiegsamer Morgenmantel aus geflochtenem, goldfarbenem Bleinetz. Links eine Detailaufnahme der engmaschigen Rücken- und Kragenpartie. © photo DR.

Autor und Verlag danken Azzedine Alaïa für seine Unterstützung bei der Verwirklichung dieses Buches sowie allen, die zu diesem Projekt beigetragen haben. Insbesondere Naomi Campbell, Farida Khelfa, Grace Jones, Tina Turner, Jessye Norman, Jean-Paul Goude, Jean-Baptiste Mondino, Peter Lindbergh, Patrick Demarchelier, Julian Schnabel, Thierry Perez, Peter Knapp, Anne-Marie Perrier, Jean-Marie Perrier, Hélène Tran, Maïme Arnodin, Patrick Amselem, Mercedes Metal, Helena Christensen, Christy Turlington, Irène Pfeiffer, Claudia Mason, Beverly Peele, Yasmin Ghauri, Stephanie Roberts, Tereza Maxova, Deon Bray, Emma S., Gourmit, Marie-Sophie Wilson, Leslie Weener, Yannick Morisot, Marion de Beaupré, Brian Bantry, Vincent Simonet, Sebastien Roca, Auro Varani, Sabine Killinger, Raphael Fantin, Bruno Jamagne, Marilyn Gauthier, Jean-Marc Martinez, Cathy Queen, Sophie Theallet und Olivier Collinet.